Qi Gong *easy*

Qi Gong *easy*

von Aljoscha A. Schwarz und Ronald P. Schweppe

humboldt

Gesundheit & Medizin

humboldt-Paperback 957

Die Autoren:
Aljoscha A. Schwarz, Diplompsychologe, und Ronald P. Schweppe, Musikpädagoge, haben zahlreiche Bücher veröffentlicht, vor allem über esoterische Themen und ganzheitliche Gesundheit. Bei humboldt erschien von ihnen bisher »Der *andere* Weg zum Erfolg. Management im Neuen Zeitalter« (ht 701). In der Reihe *easy* erscheinen gleichzeitig mit diesem Band »Yoga *easy*« (ht 955) und »T'ai Chi *easy*« (ht 956) (weitere Reihentitel sind in Vorbereitung).

Hinweis für den Leser:
Alle Angaben in diesem Buch ohne Gewähr.

Umschlaggestaltung: Wolf Brannasky, München
Umschlagfoto und Fotos im Innenteil: Photo Design Wolfgang Pfau, Baldham bei München

Druck: Wartelsteiner, Garching
Printed in Germany

ISBN 3-581-66957-9

1 2 3 * 96 95 94

Inhalt

Einführung

Qi Gong – die chinesische »Atemgymnastik«

Wer schon einmal in China zu Besuch war, hat sicherlich die vielen Menschen, alte wie junge, gesehen, die sich jeden Morgen in den Parks versammeln und dort eine Art Morgengymnastik treiben. Diese Übungen gehören zum Qi Gong – früher auch Chi Kung geschrieben –, einer großen Gruppe von Gesundheitsübungen, die in China eine lange Tradition haben.

Qi Gong erinnert auf den ersten Blick ein wenig an eine einfache Gymnastik oder an das moderne »Stretching«. Doch Qi Gong geht in seinen Wirkungen auf Körper, Seele und Geist über eine einfache Gymnastik, wie wir sie kennen, weit hinaus.

Die chinesischen Übungen verbinden auf harmonische Art und Weise Atem, Bewegung und Konzentration miteinander. Das heißt nicht nur, daß man sich bei den Übungen konzentriert und daß man atmet – das ist ja klar. Es bedeutet, daß eine besondere Atemtechnik und eine Konzentration auf bestimmte Vorgänge im Körper mit zu den Bewegungsübungen gehören.

Die Qi-Gong-Techniken wirken nicht nur auf Muskulatur und Gelenke, sondern auf den gesamten Menschen; sie helfen nicht nur bei körperlichen Beschwerden und Krankheiten, sondern ebenso bei Streß und Aufregung, bei negativen Gefühlen und Gedanken. In China wird Qi Gong von Ärzten selbst bei schwersten Krankheiten wie Krebs in den Krankenhäusern eingesetzt. Und das mit großem Erfolg!

Vor allem aber hilft Qi Gong dabei, körperlichen wie psychischen Krankheiten und Beschwerden vorzubeugen, fit und beweglich zu bleiben und sich in seinem Körper und mit seinem Geist wohlzufühlen. Und das möchte doch wohl ein jeder von uns!

Qi Gong beugt durch Atemübungen und langsame Bewegungen Krankheiten vor und beschleunigt ihre Heilung.

Atem und Energie

Ohne zu atmen, können wir nicht leben – soviel ist sicher. Mit dem Atem führen wir unserem Körper ein lebensnotwendiges Element zu: den Sauerstoff. Der Sauerstoff, den wir über die Atemluft mit unseren Lungen aufnehmen, versorgt alle unsere Organe mit der Energie, die sie benötigen, um richtig zu funktionieren. Jedes Organ braucht Sauerstoff. Und zwar ununterbrochen und ziemlich viel.

Die Oberfläche der Lungenbläschen, an der der Sauerstoff ins Blut übergeht, ist deshalb auch riesengroß – ja, tatsächlich größer als ein Tennisplatz!

Damit die Lungen ihre lebenswichtige Aufgabe optimal erfüllen, müssen wir aber auch richtig atmen. Doch das ist leider oft nicht der Fall. Viele Menschen haben große Schwierigkeiten, wenn sie versuchen, tief in den Bauch zu atmen. Dadurch wird weniger Sauerstoff aufgenommen, die Organe, insbesondere das Gehirn sind nicht mehr optimal leistungsfähig, das Allgemeinbefinden sinkt, und durch die schlechtere Belüftung der Lunge steigt die Anfälligkeit für Infektionen des Atemapparates.

Die schlechten Atemgewohnheiten sind zu einem großen Teil auf unsere »zivilisierte« Lebensweise zurückzuführen – auf das viele Sitzen, den Bewegungsmangel und die häufig beengenden modischen Kleidungsstücke.

Beim Qi Gong wird die harmonische tiefe Atmung wieder erlernt. Das heißt nicht etwa, daß wir eine »künstliche« Atemweise annehmen, sondern vielmehr, daß wir wieder zu der ganz natürlichen tiefen Bauchatmung finden, die wir alle einmal – zumindest noch als Kinder – hatten.

Die langsamen Bewegungen im Qi Gong werden mit der Atmung verbunden und unterstützen sie harmonisch. Dabei verändert sich nach kurzer Zeit ganz von selbst die Atemtiefe und Atemtechnik.

Jeder Atemzug ist ein Energieschub. Die Chinesen nennen diese Energie, die Atemenergie, »Qi«.

Qi Gong heißt »Üben mit der Atemenergie«.

Atem ist Lebensenergie!

Qi Gong *easy* – ein leichter Weg zu Energie und Lebenskraft

Es gibt alles in allem Tausende von Qi-Gong-Übungen, die im Laufe der Jahrtausende mit viel Geduld und ausdauernder Beobachtung von chinesischen Mönchen und Ärzten entwickelt wurden. Die meisten davon sind nicht besonders kompliziert und können mit einiger Übung von Menschen aller Altersgruppen ausgeführt werden.

Doch wie soll man als Laie aus diesen vielen Techniken auswählen, und wie kann man sie korrekt erlernen, wenn man nicht gleich nach China fahren und bei einem Qi-Gong-Meister in die Lehre gehen möchte? Eine Möglichkeit sind die Kurse, die mittlerweile an vielen Volkshochschulen und Meditationszentren angeboten werden.

Doch vielleicht haben Sie einfach nicht genug Zeit oder Lust, nach der Arbeit noch einen Kurs zu besuchen. Oder Sie haben das Gefühl, daß es Ihnen mehr bringt, wenn Sie für sich allein üben, da Sie dann weniger abgelenkt und entspannter sind.

Wir haben für Sie in Qi Gong *easy* aus den vielen Übungen, die in China entwickelt wurden, die wirkungsvollsten ausgesucht – und solche, die Sie im Selbststudium in kurzer Zeit erlernen können. Dabei haben wir auch darauf geachtet, Übungen zu wählen, die möglichst alle Bereiche und Organe ansprechen und sich nicht nur auf einzelne Aspekte beschränken.

Mit Qi Gong *easy* können Sie ohne lange Vorübungen gleich die angenehmen Wirkungen dieser chinesischen Atem- und Bewegungstechnik genießen. Sie benötigen keinerlei Vorkenntnisse und müssen nicht besonders beweglich sein. Auch Ihr Alter spielt überhaupt keine Rolle. Selbst in hohem Alter können Sie mit Qi Gong *easy* beginnen – oder Sie bringen es Ihren Kindern bei.

Sie werden sich schon nach den ersten Übungen ohne große Anstrengung mit Energie und Lebenskraft aufladen und diese zusätzlichen Energien in Ihrem Leben einsetzen können. Sie werden gesünder, sehen jünger aus, und Ihr Allgemeinbefinden steigt – und das ist doch wohl ein paar Minuten täglich wert!

Regelmäßiges Üben ist wichtiger als lange Übungszeiten!

Allgemeine Grundlagen

Qi Gong – was ist das?

Ein kurzer Blick auf die Geschichte des Qi Gong

China hat eine sehr lange, kontinuierliche Geschichte, und die chinesische Kultur ist die älteste bis in die Gegenwart bestehende. Viele Dinge waren in China schon lange in Gebrauch, als sie bei uns erfunden wurden – darunter so wichtige Dinge wie das Papier, der Buchdruck und der Kompaß.
Auch in der Medizin besteht eine lange Tradition. So sind beispielsweise die heilgymnastischen Übungen des Qi Gong zum Teil schon sehr alt.

Der Legende nach wurden die ersten Qi-Gong-Übungen von Mönchen ausgeübt, die die Bewegungen von Tieren nachahmten. Ein klassisches chinesisches Lehrbuch der Medizin aus dem dritten Jahrhundert vor unserer Zeitrechnung kennt bereits Qi Gong und führt seinen Ursprung auf die Regierungszeit des legendären Gelben Kaisers, 2697–2597 vor Christus, zurück. Dort heißt es: »Zur Zeit von Tang Yao sammelte sich die dunkle Kraft. Das Volk wurde träge und mißmutig, die Muskeln, Sehnen und Gelenke der Menschen wurden schwach. Daher erfand er Bewegungen, die die helle Kraft wieder weckten.«
Wenn diese Berichte auch Legenden sind, und man nicht mehr nachvollziehen kann, wann oder gar von wem das erstemal Qi Gong ausgeübt wurde, so ist doch sicher, daß es eine jahrtausendealte Tradition hat. Das beweisen zahlreiche archäologische Funde.

Es wurden Bronzetafeln aus der Zhou-Zeit (1100–771 vor Christus) gefunden, die Qi-Gong-Übungen beschreiben. Auch Lao Tsu, der vermutlich im 6. Jahrhundert vor Christus lebte, schreibt in seinem berühmten Buch, dem Tao Te King, über Atemübungen zur Verbesserung des Qi, die das Leben verlängern und die Gesundheit stärken sollen. 1973 wurde bei Ausgrabungen ein Buch aus der Han-Zeit (206 vor Christus – 25 nach Christus) entdeckt, in dem farbige Abbildungen detaillierte Angaben zum Unterricht von Qi Gong geben. Dabei wird auch auf besondere Atemtechniken eingegangen.
Von dem berühmten Arzt Hua Tuo, der im zweiten Jahrhundert unserer Zeitrechnung lebte, stammt eine der bekanntesten und beliebtesten Qi-Gong-Übungen, die auch heute noch in ganz China geübt wird: das Wu-qinxi, wörtlich »Spiel der fünf Tiere«, bei dem die Bewegungen von Hirsch, Tiger, Bär, Affe und Vogel nachgeahmt werden.

Taoistische und später auch buddhistische Mönche entwickelten Qi Gong stetig fort, und die Meister gaben es an ihre Schüler weiter. Es entstanden im Laufe der Jahrhunderte über 3000 Schulen des Qi Gong, die alle ihre besonderen und geheimen Techniken hatten. In der chinesischen Literatur findet sich daher auch über die Jahrhunderte hinweg eine Unzahl von Medizinbüchern über dieses Gebiet – bis in unsere Zeit hinein.

Nachdem die traditionellen Übungen aus politischen Gründen einige Zeit verboten waren, blühte ihre Beliebtheit nach der Kulturrevolution wieder auf – ja, sie wurden sogar vom Staat verbreitet und gefördert, um die Volksgesundheit zu verbessern. Es wurden einerseits einfache Formen entwickelt, die für jedermann leicht zu erlernen sind, andererseits fand Qi Gong auch wieder Anwendung in den Krankenhäusern.

Heute gibt es über hundert verschiedene Stile des Qi Gong in China, und jeder Chinese kennt zumindest einige Qi-Gong-Übungen. Seit etwa zwanzig Jahren findet Qi Gong auch bei uns im Westen eine immer größere Verbreitung und Anerkennung in der Medizin, insbesondere in der Prävention und der Rehabilitation.

Qi Gong hat in China eine jahrtausendealte Tradition und gewinnt in der modernen westlichen Medizin immer mehr an Bedeutung.

Die chinesische Medizin und Qi Gong

Aus der chinesischen Medizin ist Qi Gong nicht mehr wegzudenken. Zwar hat China auch die westliche Medizin übernommen, die auf manchen Gebieten, zum Beispiel der Chirurgie, Großes geleistet hat. Doch bei der Behandlung vieler Krankheiten, insbesondere chronischer Leiden und schwerer Erkrankungen wie Krebs, wird nach wie vor neben den operativen und medikamentösen Methoden auch Qi Gong eingesetzt.

Die Prinzipien der chinesischen Medizin unterscheiden sich grundlegend von denen der westlichen Heilkunde. Das äußert sich schon sehr anschaulich in einer chinesischen Redensart: »Ein guter Arzt hat keine kranken Patienten.« Die traditionelle chinesische Medizin legt nämlich größten Wert auf die Vorbeugung und Verhütung von Krankheiten und Beschwerden. Ist eine Krankheit ausgebrochen, so haben der Patient und sein Arzt etwas falsch gemacht.

Die Chinesen sehen den menschlichen Organismus weniger als eine Summe verschiedener Teile, die unabhängig voneinander betrachtet oder behandelt werden können, sondern sie sehen jedes Lebewesen als ein sich stets veränderndes Energiesystem an.

Die Lebensenergie, das Qi, fließt durch bestimmte Kanäle, die Meridiane. Aber keine Angst! Sie müssen die Meridiane natürlich nicht kennen oder gar auswendig lernen, um Qi Gong *easy* zu üben. Wenn Sie die Übungen wie beschrieben durchführen, wird das Qi von selbst den richtigen Weg finden.

Eine Erkrankung, ein Unwohlsein, überhaupt jegliche Störung leitet sich aus einem Mangel oder einem Überfluß von Energie in diesen Meridianen her. Wird der Energiefluß aufrechterhalten, treten keine Krankheiten auf. Somit steht auch die Vorbeugung von Krankheiten in weitaus höherem Ansehen als bei uns. Wir dagegen sehen uns als Opfer äußerer Einflüsse und erwarten daher eine Heilung, die von außen kommt. Die chinesische Einstellung ist umfassender: Eine Krankheit tritt auf, wenn Innen und Außen nicht in Harmonie miteinander stehen. Die meisten Chinesen praktizieren daher Qi Gong, um diese Harmonie aufrechtzuerhalten oder wiederherzustellen.

Wenn nun trotzdem eine Krankheit auftritt, wird ein traditioneller Arzt hinzugezogen. Er stellt durch das Fühlen des Pulses und das Drücken von bestimmten Punkten auf den Meridianen fest, wo die Energie nicht im Gleichgewicht ist. Dann versucht er, dieses Gleichgewicht wiederherzustellen. Das geschieht entweder durch Akupunktur, bei der die Meridiane mit Nadeln stimuliert werden, durch Heilkräuter und eben durch besondere, geeignete Qi-Gong-Übungen – ohne eigenes Zutun des Betroffenen geht freilich gar nichts!

Die Erfahrung zeigt, daß diese Maßnahmen in vielen Fällen erfolgreicher sind als die Einnahme der bei uns so verbreiteten Medikamente. Viele Menschen staunen oder zweifeln daran, wenn sie das hören. Doch muß es nicht weit mehr verblüffen, wenn wir glauben, daß eine Krankheit geheilt werden kann, ohne daß wir etwas dazu beitragen?

Qi Gong ist in China nicht nur eine anerkannte Heilmethode, sondern dient ganz besonders der Vorbeugung von Krankheiten!

Die Philosophie der taoistischen Übungen

Das Tao, wörtlich »der Weg«, ist ein Grundbegriff der chinesischen Philosophie, des Taoismus. Ihr wichtigster Vertreter ist Lao Tsu, der vermutlich im 6. Jahrhundert vor unserer Zeitrechnung lebte. Der Taoismus ist keine Religion, sondern eine philosophische Weltanschauung, derzufolge alle Dinge miteinander im Zusammenhang stehen. Taoistische Lehren sind mit allen Religionen prinzipiell vereinbar und widersprechen keinen religiösen Grundsätzen. Der nach taoistischen Lehren lebende Mensch versucht lediglich, in Harmonie mit seiner Umwelt zu leben.
Im Taoismus heißt es, alle Dinge würden sich in zwei Formen ausdrücken. Die Dinge, die wir als Gegensätze betrachten – Mann/Frau, Tag/Nacht, weich/hart –, werden nach diesem Grundsatz als Einheit betrachtet. Die Verallgemeinerung ist das Prinzip von Yin und Yang. Yin und Yang sind also keine Dinge, Gesetze oder gar »Götter«!

In der chinesischen Medizin und im Qi Gong ist das Prinzip von Yin und Yang von großer Bedeutung. Auch die Energie erscheint nämlich in zweierlei Form. Als »warme« oder »kalte« Energie, als »passive« und »aktive« Energie und als Überfluß oder Mangel.

In den chinesischen Heilkünsten geht es darum, ein Gleichgewicht zwischen Yin und Yang herzustellen. Das heißt nicht, eine statische »Vermischung« oder einen sonstigen »stabilen« Zustand herzustellen. Denn Yin und Yang sind im stetigen Wandel begriffen. Die Energie muß fließen, um zu wirken.

Diese Sichtweise ist, auch wenn sie uns vielleicht zunächst etwas fremd erscheint, doch den Lebensabläufen – vom Stoffwechsel der Zellen bis hin zum gesamten menschlichen Leben – viel angemessener, als eine Sicht der Dinge, die von einer absoluten Unveränderlichkeit ausgeht.

Yin und Yang werden durch das Symbol, das Sie hier sehen, versinnbildlicht. Die schwarze und die weiße Form sind nicht nur gleichberechtigt, sondern sie bedingen einander.

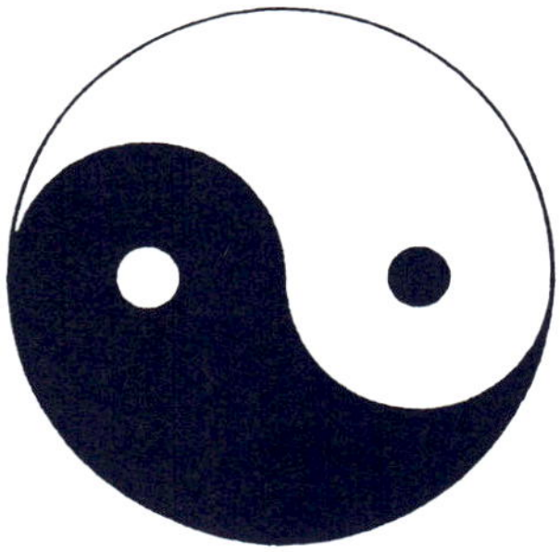

Harmonie heißt Bewegung, nicht Stillstand!

Die Wirkungen von Qi Gong auf Körper, Seele und Geist

Für einen Chinesen ist es nur sehr schwer vorstellbar, den Körper zu behandeln und dabei Geist und Seele unberührt zu lassen – was bei uns ja leider immer noch die übliche Praxis ist.

Alles hängt mit allem eng zusammen. Das ist ja mittlerweile selbst in der Physik eine unbestrittene Tatsache – um wieviel mehr sollte dieses Prinzip dann doch in der Medizin gelten! Eine körperliche Krankheit ist daher auch untrennbar mit seelisch-geistigen Problemen verbunden.

Der westlichen Medizin waren solche Vorstellungen lange Zeit fremd, da sie den Körper als eine Art Maschine betrachtete. In ihm würde die »Seele«, ein unsterbliches, körperloses Etwas aufbewahrt. Doch auch bei uns setzte sich in den letzten Jahrzehnten die Erkenntnis durch, daß Körper, Seele und Geist eine Einheit darstellen, deren Aspekte in wechselseitiger Beziehung zueinander stehen. Besonders deutlich und unumstritten ist das bei den sogenannten »psychosomatischen« Krankheiten der Fall, bei denen bestimmte psychische Ursachen – beispielsweise Streß – körperliche Veränderungen – beispielsweise Magengeschwüre – hervorrufen. Angesichts steigender Kosten im Gesundheitssystem erstatten die Krankenkassen zunehmend vorbeugende Gesundheitsmaßnahmen wie Qi Gong, Yoga und T'ai Chi.

Die chinesische Sicht der Dinge geht sogar noch weiter als die Psychosomatik. Körper, Seele und Geist sind nicht nur irgendwie miteinander verbunden, sondern letztendlich eins. Dadurch werden natürlich »psychische« nicht mehr von »körperlichen« Krankheiten unterschieden. Nicht der Körper, der Geist oder die Seele erkrankt, sondern eben der Mensch.

Bei den Qi-Gong-Übungen findet dieses Prinzip seine praktische Anwendung – die Übungen wirken sich stets positiv auf den ganzen Menschen aus. Es gibt demnach auch eigentlich keine Qi-Gong-Übungen gegen Schnupfen, Kopfschmerzen, Krebs oder Müdigkeit, sondern nur Übungen, die das Gleichgewicht wieder herstellen – wenn auch bei Schnupfen das Gleichgewicht in anderer Art und Weise gestört ist als bei Krebs und deshalb auch andere Übungen wirksamer sind.

Körperliche Krankheiten haben immer auch seelische Ursachen und Auswirkungen!

Übungsweisen im Qi Gong

Die Atemlenkung

Wir wissen ja bereits, daß der Atem bei Qi Gong eine sehr wichtige und zentrale Rolle spielt. Die Atmung enthält nach Auffassung der traditionellen chinesischen Philosophie und Medizin die Lebensenergie, das Qi.

Das Qi wird nun durch die natürliche Atembewegung an alle Stellen des Körpers gelenkt und überall verteilt. Während jedoch die Atemluft in die Lungen eingesogen wird, wo der Sauerstoff ins Blut übergeht und durch die Blutgefäße durch den Körper weitertransportiert wird, gehorcht das Qi dem Bewußtsein.

Daher sollten die Übungen niemals automatisch ablaufen, ohne daß der Übende mit den Gedanken dabei ist – die bewußte Konzentration gehört zu den Übungen dazu. Eine Übung, die ohne Konzentration ausgeführt wird, hat keine Wirkung.

Da das Qi mit dem Atem aufgenommen wird, lenken wir in der Vorstellung den Atem durch unseren Körper. Das ist natürlich nicht wörtlich zu verstehen. Die Atemluft und der Sauerstoff können nicht wirklich durch den Körper strömen, sondern nur die »Energie« oder das »Qi«, wie es hier genannt wird. Wir stellen uns jedoch bildlich vor, wie wir die Energie mit unserem Bewußtsein durch bestimmte Kanäle und in bestimmte Zentren lenken.

Solche Vorstellungen sind keine leere Phantasie! Unser logisches Bewußtsein ist nicht in der Lage, direkt alle körperlichen Funktionen zu beeinflussen. Doch wir sind durch den Umweg über bildhafte Vorstellungen, sogenannte Imaginationen, durchaus dazu in der Lage, unseren Herzschlag, unseren Blutdruck, unseren Hormonhaushalt und viele andere wichtige Vorgänge in unserem Körper in gewissen Grenzen zu kontrollieren.

Wenn Ihnen das unglaublich vorkommt, machen Sie doch einmal folgendes Experiment: Entspannen Sie sich, stellen Sie sich vor, Sie liegen an einem warmen Strand. Messen Sie nun Ihren Puls. Stellen Sie sich jetzt vor, wie Sie nachts durch einen dunklen Wald gehen und plötzlich eine gruselige Gestalt zwischen den Bäumen hervorspringt. Wahrscheinlich wird es nicht nötig sein, den Puls noch einmal zu messen. Sie werden die Steigerung der Pulsfrequenz wohl schon bemerkt haben. Messen Sie trotzdem zur Kontrolle nach.

Bildhafte Vorstellungen haben körperliche Wirkungen!

Die Meditation

Ein wichtiger Aspekt des Qi Gong ist die Meditation. Meditation ist nun nicht so furchtbar geheimnisvoll, wie man vielleicht zunächst annimmt. Auch Sie waren bestimmt schon in einem Zustand, der einer Meditation ähnelte, zum Beispiel wenn Sie voller Freude einen Sonnenuntergang betrachtet haben und dabei das Gefühl für die Zeit verloren.

Im Qi Gong gibt es keine gesonderten Meditationsübungen, die Sie erlernen müßten. Sie geraten also gar nicht erst in die Situation, sich um Meditation bemühen zu müssen. Die Meditation kommt im Laufe der Zeit ganz von selbst. Sie müssen nichts zusätzlich tun, keine besonderen Haltungen einnehmen, sondern einfach nur regelmäßig Ihre liebsten Qi Gong *easy*-Übungen durchführen. Irgendwann werden Sie feststellen, daß Sie ganz kurz in einem anderen, entspannteren und harmonischeren Geisteszustand waren. Und wenn Sie weiterüben, treten diese Zustände immer häufiger auf, bis sie schließlich fester Bestandteil Ihrer Übungen werden.

Meditation führt zu mehr Ruhe, Gelassenheit und Konzentration.

Qi Gong *easy*

Die Übungen, die wir für Qi Gong *easy* ausgewählt haben, eignen sich besonders für uns, die wir in der westlichen Zivilisation leben. Wir haben meist keine Zeit, jahrelang zu üben. Während in China jedes Kind bereits einige Qi-Gong-Übungen kennt, müssen wir sie uns neben unserem Beruf im Erwachsenenalter aneignen. Als Erwachsener lernt man ja bekanntlich schwerer als in der Kindheit.

Doch Qi Gong *easy* macht es Ihnen leicht: Aus den vielen Übungen haben wir diejenigen ausgewählt, die besonders einfach zu erlernen sind, die sehr wirkungsvoll sind und nicht viel Zeit in Anspruch nehmen.

Während die meisten Chinesen der Schule eines bestimmten Meisters folgen, haben Sie mit Qi Gong *easy* den Vorteil, die effektivsten und besten Übungen aus verschiedenen Schulen zu lernen, ohne der Theorie eines einzelnen Meisters folgen zu müssen.

Qi Gong *easy* ist für Menschen jeden Alters und unabhängig von ihrer Beweglichkeit und Kondition geeignet. Es erfordert keinerlei Vorkenntnisse. Doch auch wenn Sie bereits Erfahrungen mit Qi Gong oder verwandten Übungen – beispielsweise T'ai Chi oder Yoga – gemacht haben, werden Sie feststellen, daß Sie mit Qi Gong *easy* leichter und schneller Fortschritte machen.

Qi Gong *easy* ist besonders leicht zu lernen und sehr wirkungsvoll!

Qi Gong *easy*-Übungen

Bevor Sie beginnen …
Wichtige Tips für Anfänger

- Üben Sie nicht mit vollem Magen!
  Beginnen Sie frühestens zwei Stunden nach einer Mahlzeit mit dem Üben. Der Verdauungsvorgang benötigt Energie, die Ihnen dann beim Üben fehlt.

- Üben Sie mäßig, aber regelmäßig!
  Sie haben mehr davon, wenn Sie zehn Minuten täglich üben, als wenn Sie jedes Wochenende zwei Stunden »trainieren«!

- Strengen Sie sich nicht an!
  Werden Sie nicht Opfer des westlichen Leistungsdenkens! Wenn Sie versuchen, Rekorde aufzustellen, wird es Ihnen eher schaden als nützen.

- Sorgen Sie für ungestörtes Üben!
  Bitten Sie Ihre Familienmitglieder, nicht ins Zimmer zu kommen, und schalten Sie Telefon und Türklingel ab.

- Schaffen Sie sich eine harmonische Atmosphäre!
  Lüften Sie das Zimmer, und achten Sie auf eine angenehme Temperatur und sanfte Beleuchtung. Aromaöle tragen ebenso wie ruhige Musik dazu bei, die Atmosphäre zu verbessern.

- Wenn Sie üben, üben Sie konzentriert!
  Bleiben Sie mit Ihren Gedanken ganz bei Ihren Übungen, und versuchen Sie für kurze Zeit, Ihre Alltagsprobleme zu vergessen.

- Folgen Sie Ihrem Atem!
  Die Atmung ist ein wichtiger Bestandteil jeder Übung. Kümmern Sie sich jedoch anfangs nicht zuviel darum – die richtige Atmung stellt sich mit der Zeit von selbst ein.

- Üben Sie langsam!
  Versuchen Sie nicht, möglichst viele Übungen zu machen, sondern führen Sie wenige Übungen ganz langsam und bewußt aus. So werden Sie die deutlichsten Wirkungen erzielen.

- Vergessen Sie nicht: Das Wichtigste ist der Spaß an der Sache!

Fünf kleine Qi-Gong-Übungen

Mit den Fersen treten

In den Beinen verlaufen vier wichtige Meridiane, Bahnen, in denen die Lebensenergie im Körper verteilt wird. Mit der folgenden Übung können Sie diese Meridiane anregen und harmonisieren.

Stehen Sie entspannt mit geradem Rücken und leicht gebeugten Beinen. Die Arme hängen locker an der Seite. Atmen Sie aus.

Atmen Sie nun tief ein, und heben Sie dabei den rechten Oberschenkel. Der Unterschenkel und der Fuß sind entspannt und hängen locker. Gleichzeitig heben Sie auch die Hände und wenden dabei die Handinnenflächen nach oben. (1)

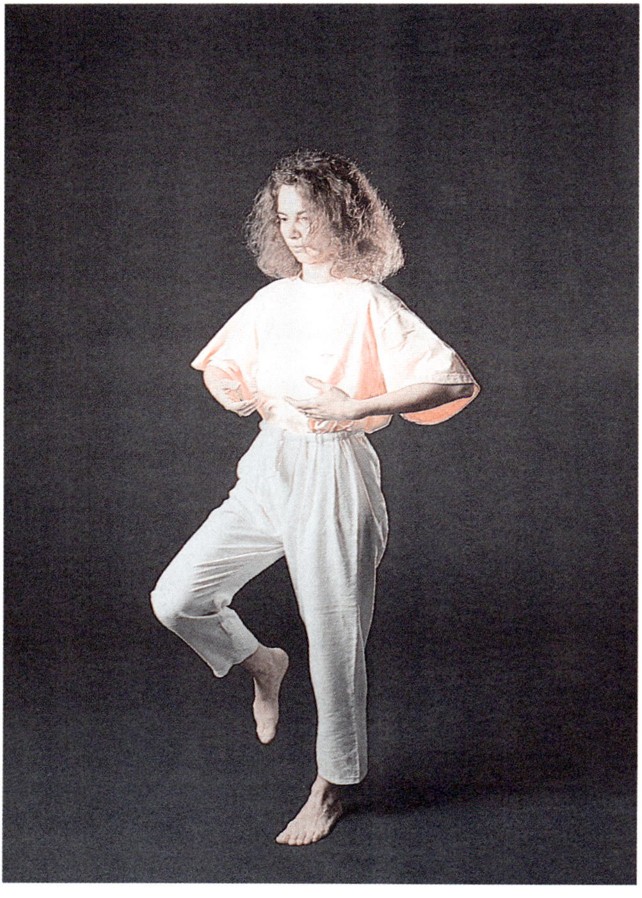

Abbildung 1

Bei der folgenden Ausatmung ballen Sie die Hände zu Fäusten und ziehen sie nach hinten. Gleichzeitig strecken Sie das rechte Bein und ziehen die Zehen an. Wenn Sie nun ein leichtes Ziehen im Unterschenkel spüren, machen Sie es richtig. (2)

Lösen Sie die Spannung mit der nächsten Einatmung, und wiederholen Sie die Übung mit der folgenden Ausatmung auf der anderen Seite. Die Bewegungen zur rechten und zur linken Seite bilden eine Einheit. Die gesamte Übung wird dreimal wiederholt, also dreimal links, dreimal rechts.

Wirkung: Die Übung ist besonders hilfreich bei Müdigkeit, Menstruationsbeschwerden sowie Schmerzen in den Beinen und bei Krampfadern. Magen, Milz, Nieren und Leber werden angeregt.
Achtung: Bei Nierenentzündungen sollten Sie diese Übung auslassen!

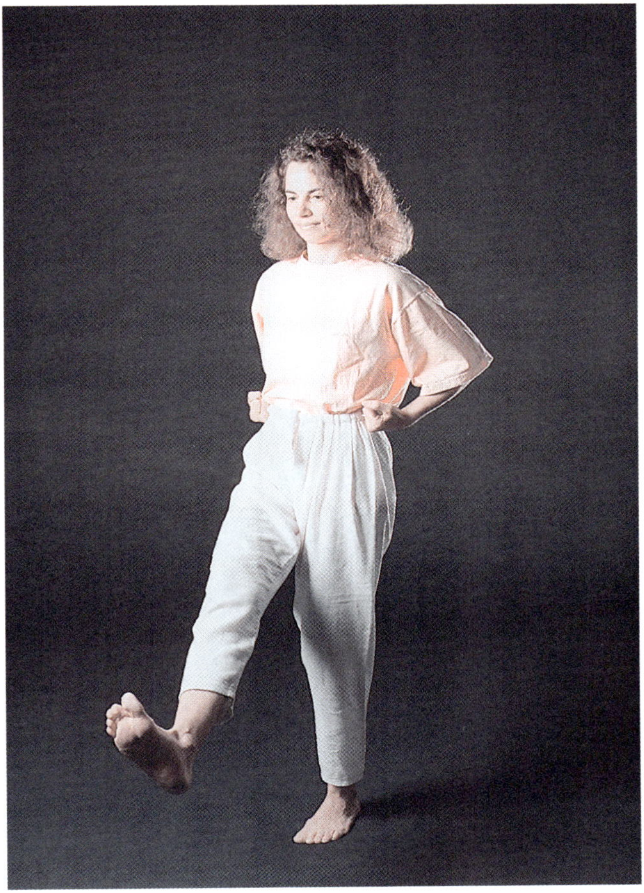

Abbildung 2

Pressen und Ziehen

Die Qi Gong *easy*-Übung »Pressen und Ziehen« ist das Gegenstück und die ideale Ergänzung zu der vorhergehenden Übung »Mit den Fersen treten«.

Stellen Sie sich entspannt und gerade hin. Atmen Sie einige Male tief ein und aus. Stellen Sie nun die Beine weiter als schulterbreit auseinander.

Bei der Einatmung heben Sie Ihre Hände vor dem Körper bis etwa in Brusthöhe. Die Handinnenflächen sind offen und weisen nach oben. Während Sie weiter einatmen, berühren sich die Fingerspitzen und Sie drehen die Handinnenflächen zueinander, als ob Sie beten würden. Während der Ausatmung pressen Sie die Hände fest gegeneinander. (3)

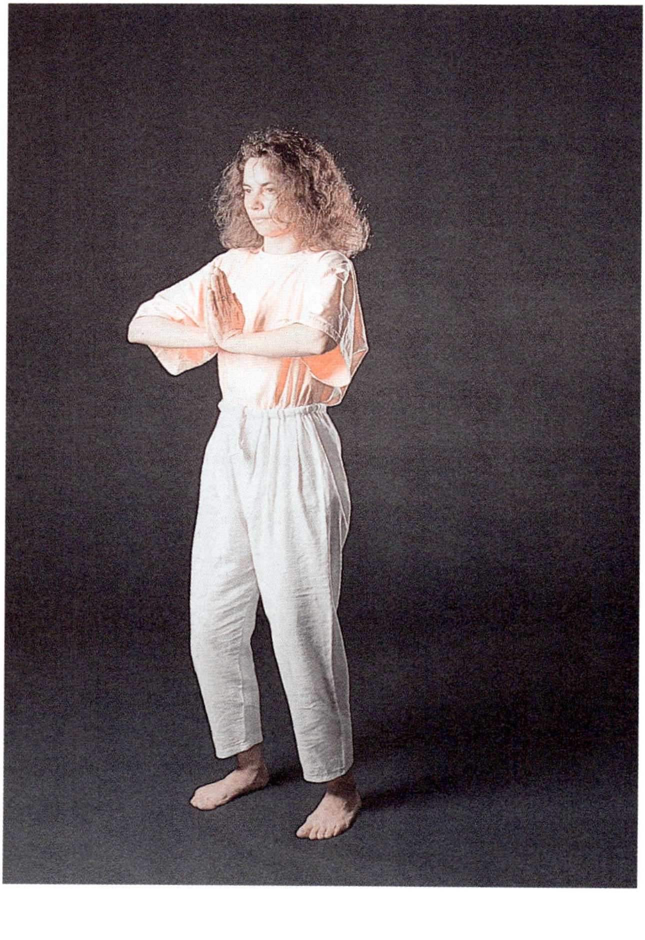

Abbildung 3

Mit der folgenden Einatmung lösen Sie die Spannung wieder und wenden die linke Handinnenfläche und den rechten Handrücken nach oben.

Mit der Ausatmung greifen die Finger ineinander, und Sie ziehen nach außen. (4)

Lösen Sie die Spannung mit der Einatmung, und wiederholen Sie das Pressen und dann das Ziehen. Dabei zeigt diesmal die rechte Handinnenfläche nach oben.

Wirkung: Verspannungen im Schultergürtel werden gelöst, Kopfschmerzen werden gelindert. Die Übung hat sich auch bei leichteren depressiven Verstimmungen und Antriebslosigkeit bewährt.
Achtung: Bei einer Sehnenscheidenentzündung diese Übung auslassen!

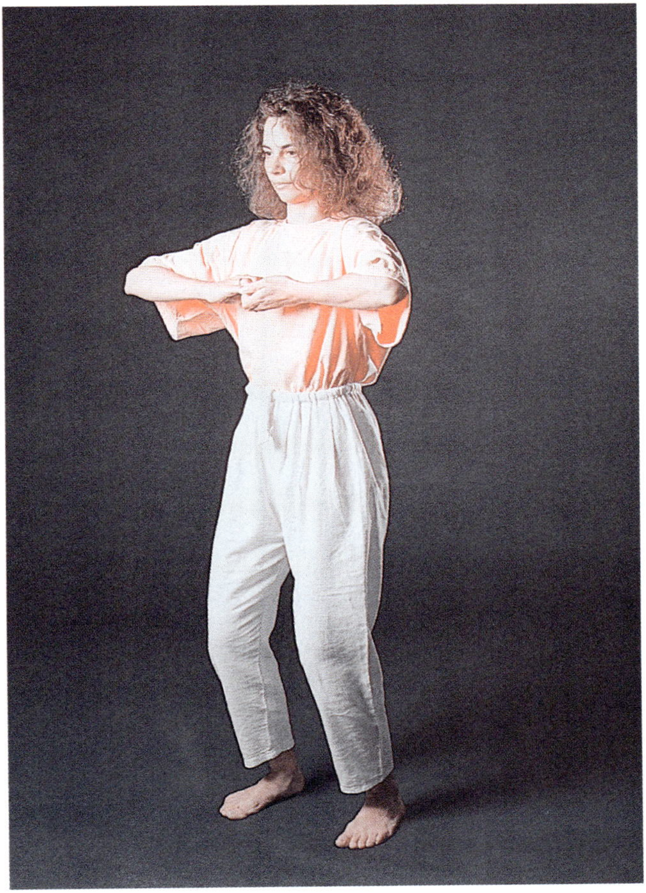

Abbildung 4

Der Reiher fängt den Fisch

Gehen Sie die Übung locker an. Übertreiben Sie nicht. Es genügt, wenn der Bewegungsablauf und die Atmung stimmen. Sie sollten sich nicht in eine unangenehme oder gar schmerzhafte Haltung zwingen!

Stehen Sie locker mit gegrätschten Beinen, und atmen Sie tief aus. Mit der nächsten Einatmung bewegen Sie Ihre Hände hinter den Rücken und verschränken sie.

Beim Ausatmen ziehen Sie nun die gestreckten Arme nach oben. Achten Sie dabei darauf, den Rücken gerade zu lassen und sich nicht nach vorne zu beugen. (5)

Bei der nächsten Einatmung beugen Sie sich nach vorne rechts. Sie blicken nun auf Ihren rechten Fuß. (6) Ohne die Einatmung zu unterbrechen,

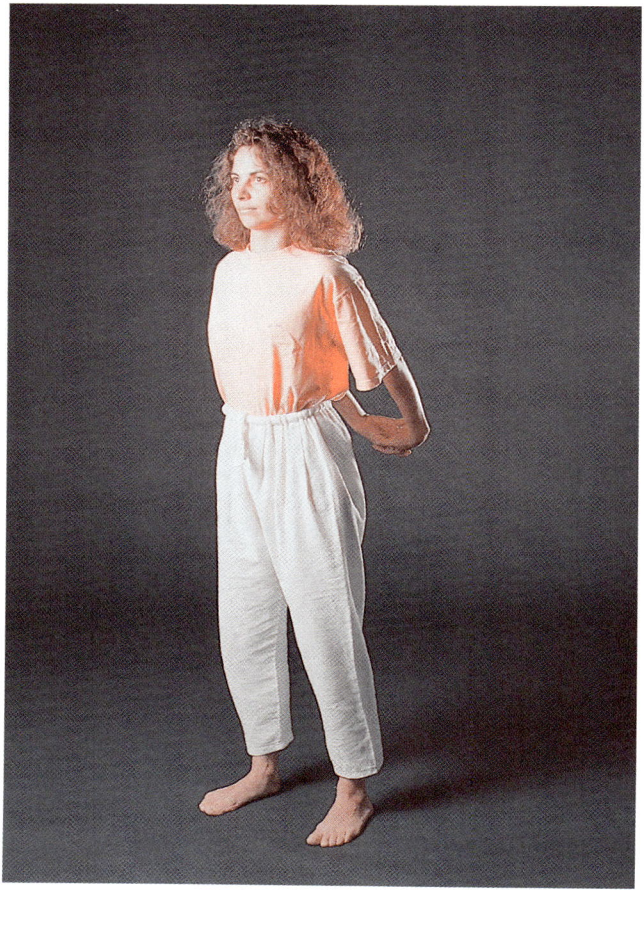

Abbildung 5

schwingen Sie Ihren Oberkörper von rechts nach links. Nach links unten gebeugt – die Arme bleiben oben – beenden Sie die Einatmung.

Beim Ausatmen bewegen Sie sich in umgekehrter Reihenfolge in die Ausgangsstellung zurück.

Wiederholen Sie die Übung, wobei Sie sich diesmal zuerst zum linken Fuß hinunter beugen und dann nach rechts schwingen.

Wirkung: Bei Verdauungsbeschwerden hilft diese Übung meist schnell, sowohl bei Verstopfung als auch bei Durchfall. Das Nervensystem und der Kreislauf werden gestärkt.
Achtung: Üben Sie nicht bei akuten Rückenbeschwerden!

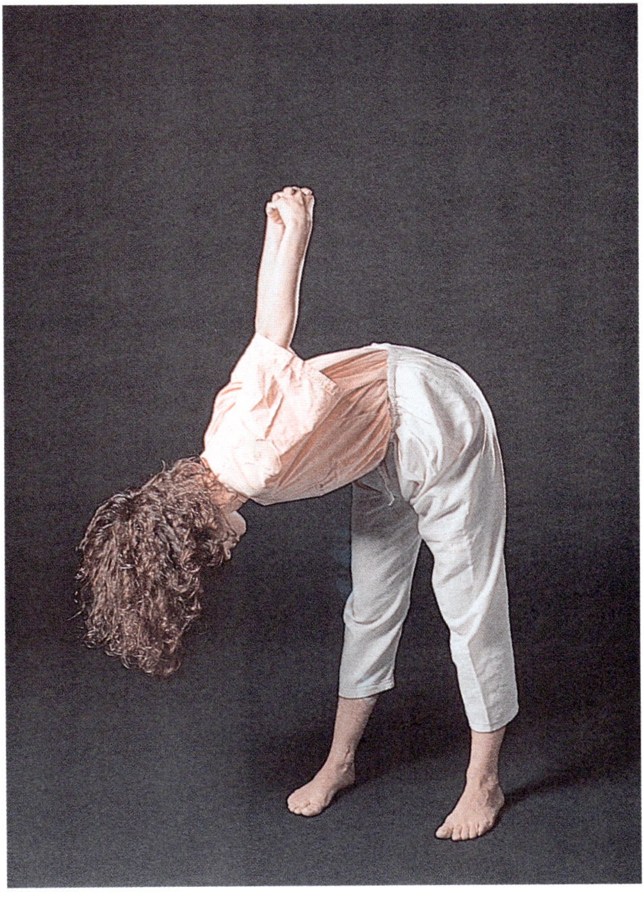

Abbildung 6

Der Berg

Vielleicht kommt Ihnen diese Übung zunächst etwas seltsam vor, da Sie aufgefordert werden, während der Übung einen Ton zu summen. Dieser Ton ist ein zentraler Teil der Übung und darf auf keinen Fall einfach ausgelassen werden!

Sie müssen nun gewiß keine großartigen Gesangskünste darbieten: Summen Sie lediglich leise »mm« – aber nicht zu leise! Der Ton sollte ganz normal mit dem Ausatmen klingen, weder zurückgehalten, noch gepreßt. Am leichtesten wird es Ihnen fallen, wenn Sie versuchen, den Ton möglichst tief klingen zu lassen.

Stehen Sie entspannt mit gegrätschten Beinen.

Atmen Sie ein, und bewegen Sie Ihre Arme etwas seitlich vom Körper fort. Dabei öffnen sich die Handinnenflächen nach vorne. Atmen Sie weiter ein, und dehnen Sie dabei den Brustkorb. (7)

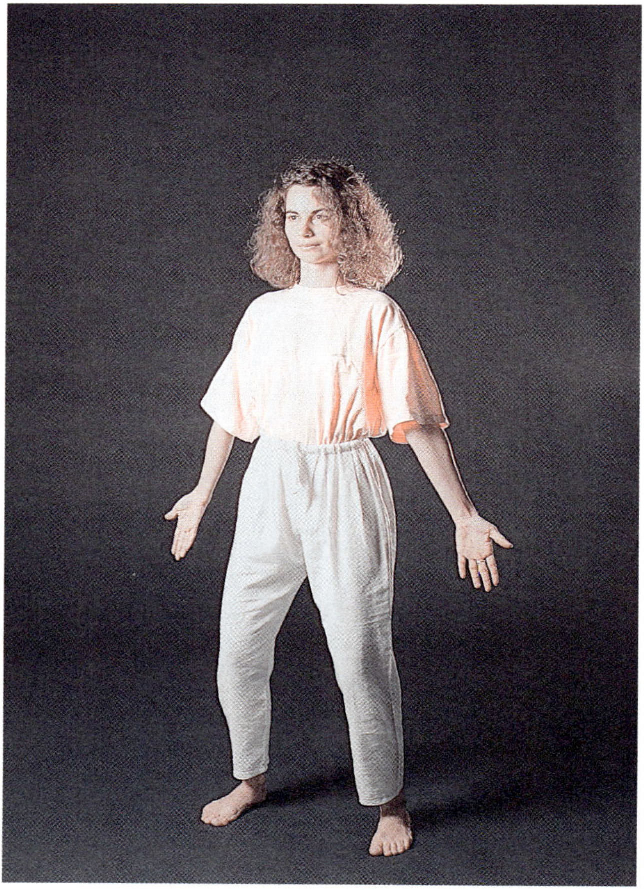

Abbildung 7

Beim Ausatmen beginnen Sie, »mm« zu summen und bewegen dabei die Hände vor den Bauch. Während der Bewegung schließen sich die Hände zu Fäusten, und Sie beugen ein wenig die Knie. (8) Halten Sie das gesummte »mm« so lange aus, wie Sie können. Bei der anschließenden Einatmung entspannen Sie sich.

Wiederholen Sie die Übung mindestens dreimal.

Wirkung: Bei Schlaflosigkeit beruhigt die Übung. Das Einschlafen fällt leichter. Auch bei Depressionen hilft die Übung durch ihre beruhigende Wirkung. Durch die Vibrationen der Stimme werden alle Organe sanft harmonisiert.

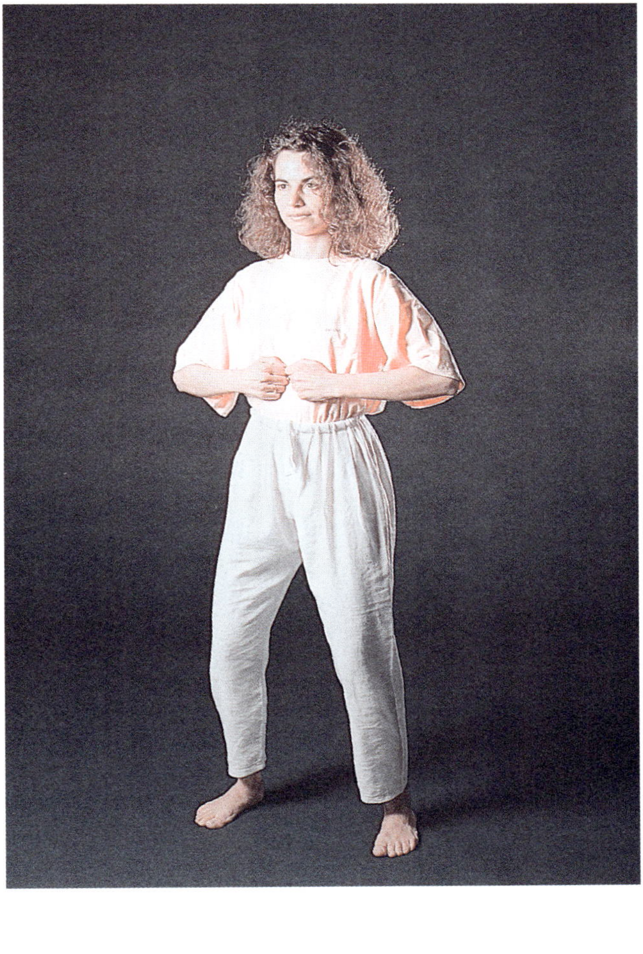

Abbildung 8

Die Augen erwärmen

Die folgende Qi-Gong *easy* Übung können Sie leicht abgewandelt jederzeit anwenden: im Bett, im Büro oder im Auto. Sie wirkt sofort belebend, und Sie werden sich gleich aktiver fühlen.

Sie stehen mit leicht gegrätschten, etwas gebeugten Beinen und entspannen sich, während Sie tief ein- und ausatmen.

Heben Sie die Hände, und reiben Sie die Handflächen kräftig aneinander, bis sie sich heiß anfühlen. Atmen Sie weiter, und konzentrieren Sie sich auf die Mittelpunkte Ihrer Handinnenflächen, die sie bei jeder Einatmung mit Energie aufladen. (9)

Heben Sie mit einer Ausatmung die Handinnenflächen an die Augen, und bedecken Sie Ihre geschlossenen Augen mit den Handballen. (10) Konzentrieren Sie sich weiterhin auf die Mittelpunkte Ihrer Handinnenflächen. Stel-

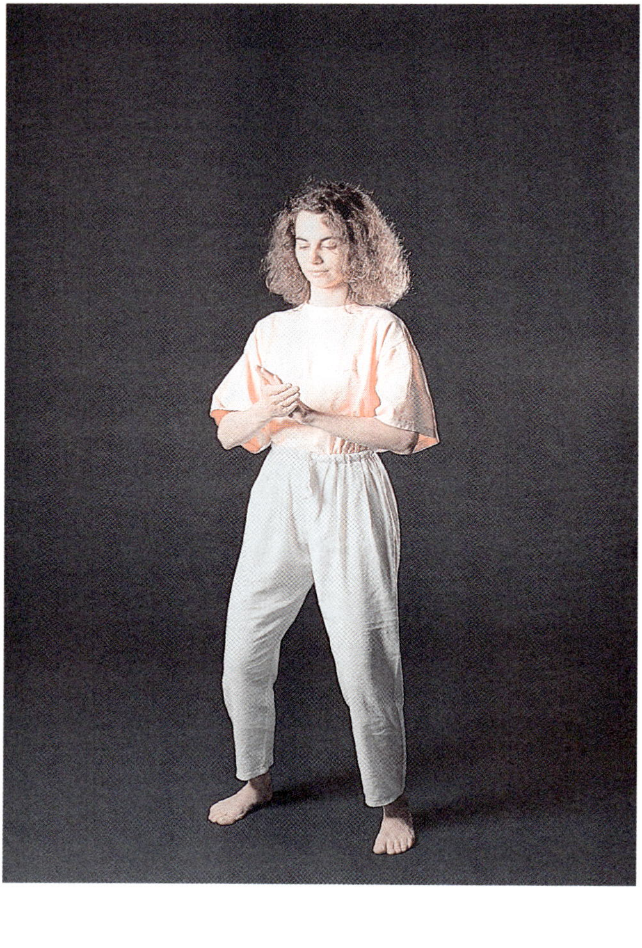

Abbildung 9

len Sie sich vor, wie die Energie in Ihre Augen fließt und sie entspannt und erwärmt. Atmen Sie ruhig weiter ein und aus, und halten Sie die Stellung, solange es Ihnen angenehm ist.

Lösen Sie die Stellung bei einer Einatmung, wobei Sie Ihre Arme ausbreiten und nach oben blicken. Halten Sie auch diese Stellung, solange Sie möchten.

Die Übung muß nicht wiederholt werden, da Sie die Position beliebig lange halten können. Aber natürlich schaden Wiederholungen auch nicht!

Wirkung: Alle Arten von Augenproblemen werden gelindert. Aber auch bei Kopfschmerzen hilft »Die Augen erwärmen« erfahrungsgemäß häufig.

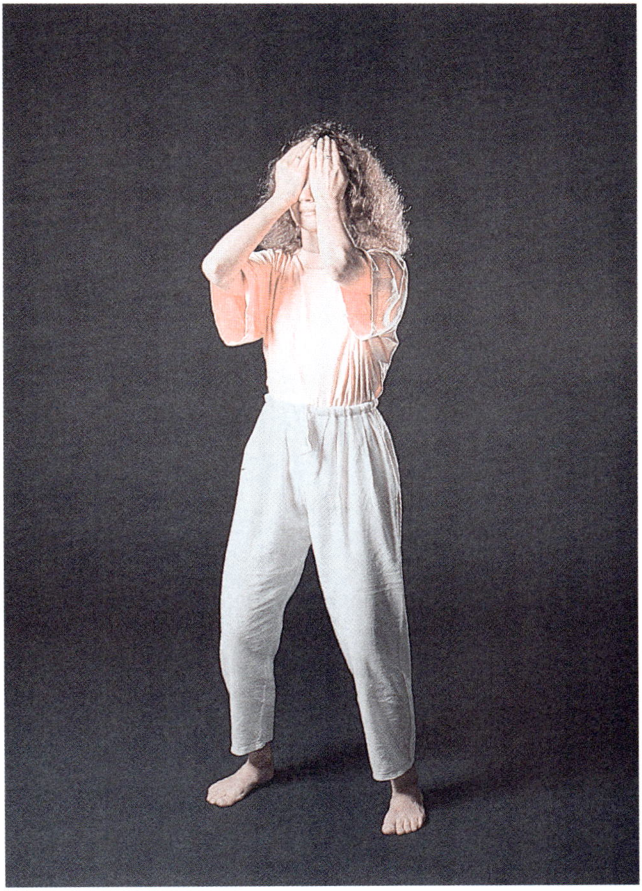

Abbildung 10

Die Ernte-Übungen

Die folgenden Qi Gong *easy*-Übungen sind in China sehr verbreitet und beliebt. Das liegt einerseits daran, daß die Bewegungsabläufe keine großen körperlichen Anforderungen stellen, und sich die dazugehörige Atmung eigentlich wie von selbst ergibt. Andererseits können sie jederzeit auch einzeln geübt werden, um akute Verspannungen sofort zu lösen.

Für Qi Gong *easy* haben wir eine Auswahl der zehn wichtigsten Ernte-Übungen – von denen in China einige Dutzend bekannt sind – getroffen. Dabei ging es uns vor allem darum, möglichst viele Muskelgruppen und Meridiane anzusprechen. Deshalb haben wir Übungen ausgewählt, die schnell ihre Wirkung zeigen. Die Ernte-Übungen stellen eine geschlossene Übungsreihe dar. Innerhalb Ihres Übungsprogramms sollten Sie daher möglichst die Reihenfolge der Übungen einhalten.

Führen Sie jede Übung anfangs ein- bis dreimal aus, und steigern Sie sich mit zunehmender Übung auf fünf Durchgänge.

Die Abfolge der Ernte-Übungen besteht aus zehn Teilen:

1) Die Säcke zum Feld tragen
2) Das Getreide säen
3) Gegen die Erde drücken
4) Die Erde wenden
5) Das Getreide ernten
6) Das Aufladen der Ernte
7) Die Ernte nach Hause tragen
8) Das Korn dreschen
9) Das Mehl mahlen
10) Den Teig kneten

Den Ernte-Übungen wird eine besondere Wirkung auf körperliche und geistige Kräfte zugeschrieben. Alle Energien werden mobilisiert. Da die Mobilisierung aber zunächst einmal Kraft kostet, werden Sie vermutlich eine viertel bis eine halbe Stunde nach dem Üben etwas müde sein. Anschließend können Sie jedoch den Energiezuwachs deutlich spüren.

Die Säcke zum Feld tragen

Die erste der Ernte-Übungen versteht sich als Vorbereitung auf die folgenden. Die äußerliche Bewegung ist minimal; richten Sie dafür die Aufmerksamkeit um so deutlicher auf die inneren Vorgänge.

Sie stehen mit etwa schulterbreit gegrätschten Beinen und beugen ein wenig die Knie. Die Füße »wurzeln« im Boden – stellen Sie sich das bildlich vor. Kontrollieren Sie, ob Ihr Rücken gerade und entspannt ist und ob der Kopf von der Wirbelsäule getragen wird, ohne daß Sie Ihre Nackenmuskeln verkrampfen.

Vielleicht fällt es Ihnen leichter, diese Position zu finden, wenn Sie sich vorstellen, Ihr Kopf hinge an einer Schnur, die am Scheitel befestigt ist, und Sie versuchten sich hinzusetzen – dabei wird die Wirbelsäule automatisch gerade.

Versuchen Sie, auch Ihren Brustkorb, Ihre Schultern und Arme zu entspannen. Die Hände sind locker zu Fäusten geschlossen, und die Handrücken weisen nach vorne. Sie schauen geradeaus – oder schließen die Augen – und berühren mit der Zungenspitze den Gaumen. (11)

Konzentrieren Sie sich auf den Mittelpunkt Ihres Bauches, etwa in Höhe des Nabels. Diese Stelle gilt den Chinesen, aber auch in esoterischen Lehren der Japaner und Inder als wichtiges Energiezentrum.

Atmen Sie bewußt und tief in den Bauch ein und aus.

Beginnen Sie dann bei einer Einatmung, die Fäuste mit der Handinnenseite nach vorne zu drehen. Stellen Sie sich vor, wie der Atem in das Bauchzentrum fließt und Sie mit Energie auflädt.

Beim Ausatmen drehen Sie die Fäuste wieder zurück und ballen sie fest zusammen. Dabei winkeln Sie die Arme leicht an. Stellen Sie sich dazu vor, wie Sie die aufgenommene Energie bündeln und konzentrieren.

Führen Sie die gesamte Übung dreimal aus. Beenden Sie die Übung, indem Sie die Hände öffnen und tief einatmen.

Wirkung: Die Übung lädt Sie mit Energie für die folgenden Übungen auf.

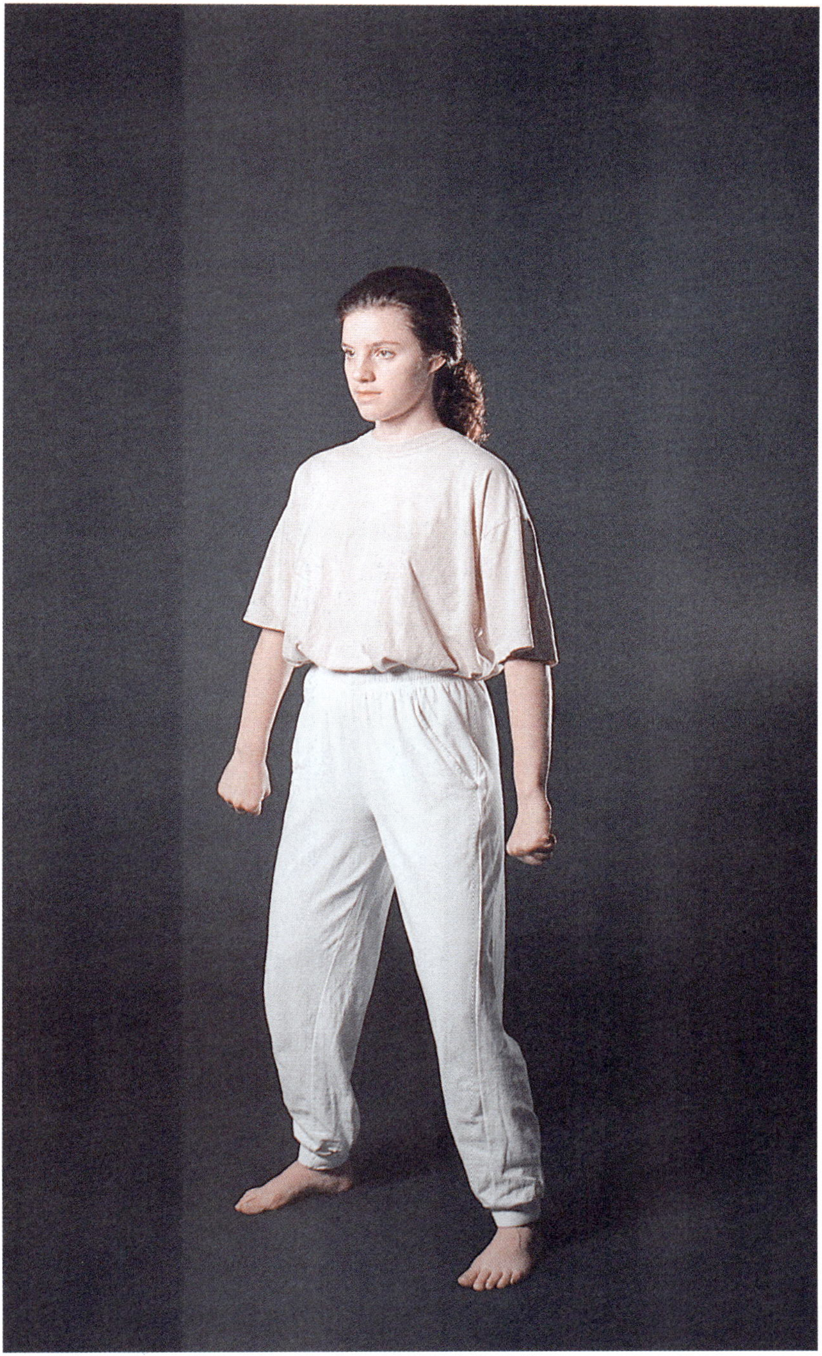

Abbildung 11

Das Getreide säen

Bei dieser Übung wird der Körper kraftvoll eingesetzt. Übertreiben Sie anfangs nicht, und achten Sie auf eine gleichmäßige und langsame Ausführung der Bewegungen, ohne die Atmung zu unterbrechen.

Die Beine stehen etwa schulterbreit auseinander. Lassen Sie Ihre Arme locker an den Seiten herabhängen, und atmen Sie dreimal tief ein und aus. Dabei betonen Sie die Ausatmung besonders.

Bei der nächsten Ausatmung heben Sie beide Arme vor den Körper. Führen Sie die Arme nun zur rechten Seite in die Waagerechte, und drehen Sie die Hüfte mit. Bei der Rechtsdrehung wendet sich die rechte Handinnenfläche nach oben, während die linke Handinnenfläche weiterhin nach unten weist. (12)

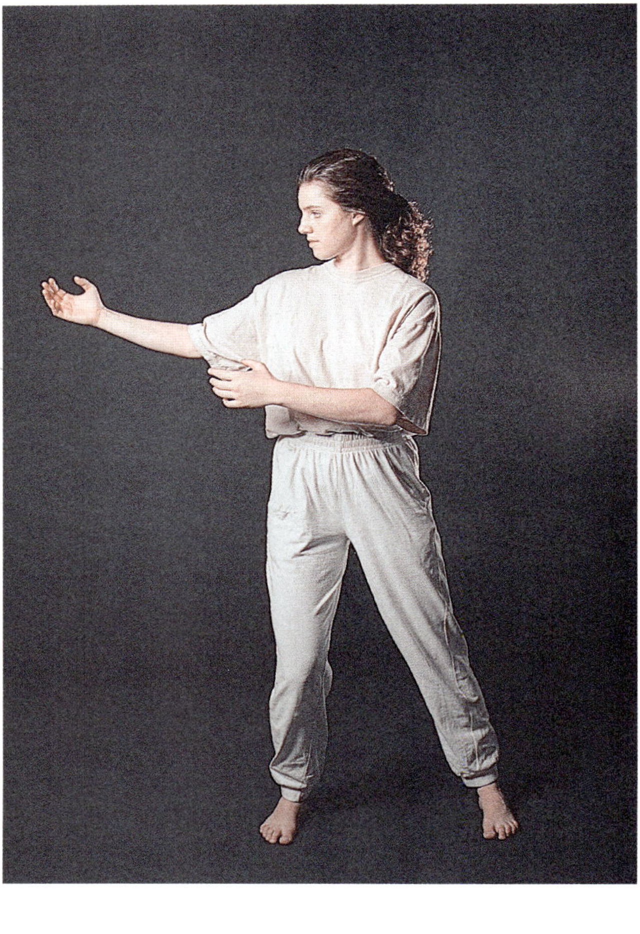

Abbildung 12

Bei der nächsten Einatmung schwingen Sie die Arme wieder zur Mitte, wobei sich die rechte Handinnenfläche wieder zurückdreht.

Beim Ausatmen drehen Sie sich nun auf dieselbe Art nach links. Dabei drehen Sie die linke Handinnenfläche nach oben. (13)

Führen Sie die Drehung nach jeder Seite mindestens dreimal aus.

Wirkung: »Das Getreide säen« harmonisiert die Verdauung. Besonders bei Verstopfung und Blähungen hat sich diese Übung bewährt.
Vorsicht: Bei Entzündungen im Darmbereich (Blinddarmentzündung, Colitis) sollten Sie diese Übung nicht machen.

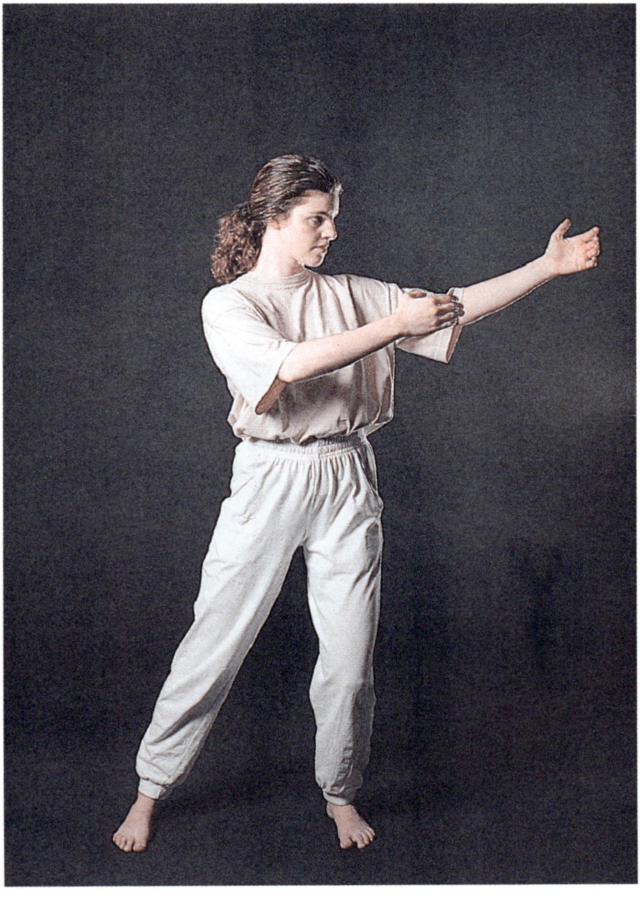

Abbildung 13

Gegen die Erde drücken

Wenn wir entspannt sind, fühlen wir unseren Mittelpunkt im Unterbauch, etwa in Höhe des Nabels. Doch sind wir meist »außerhalb der Mitte«, wie die Chinesen sagen. Die Übung »Gegen die Erde drücken« hilft uns, die Energie wieder in unsere Mitte zu bringen.

Sie stehen mit etwa schulterbreit gegrätschten Beinen, geradem Rücken und leicht gebeugten Knien. Die Arme hängen locker an der Seite. Schließen Sie die Augen und entspannen Sie sich für einige Atemzüge in dieser Position.

Bei der Einatmung ziehen Sie die Ellbogen seitlich neben dem Körper nach oben. Die Bewegung erfolgt durch die Schultermuskulatur – die Arme selbst sind dabei völlig entspannt! Sinken Sie in den Knien noch ein wenig tiefer. (14)

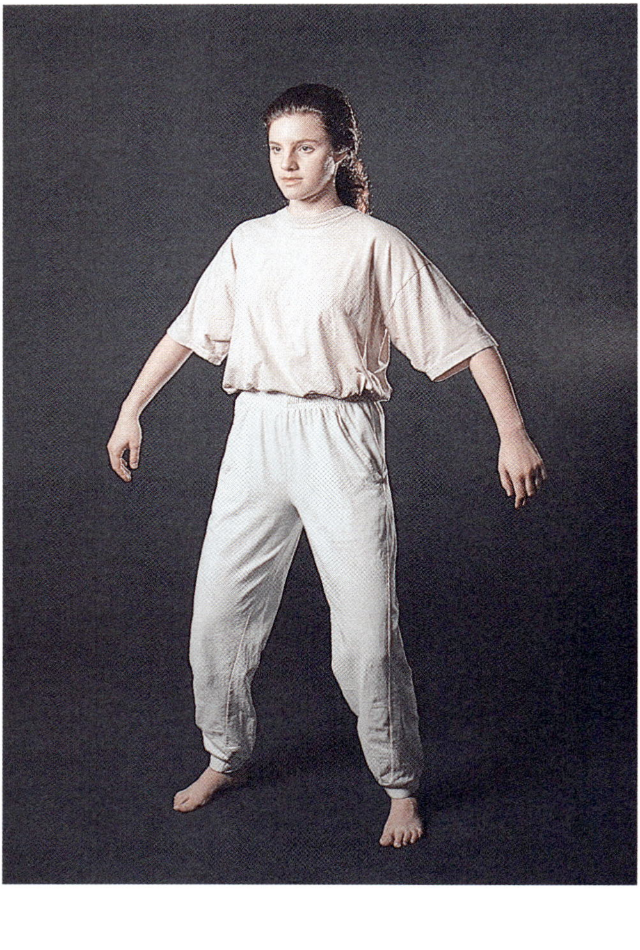

Abbildung 14

Beim Ausatmen drücken Sie nun mit den Handinnenflächen nach unten – dabei ziehen Sie die Finger soweit wie möglich nach oben – und strecken die Beine wieder ein wenig. Achten Sie dabei auf einen geraden Rücken. (15)

Halten Sie die Spannung, und atmen Sie weiter tief ein und aus. Beim Einatmen spüren Sie der Spannung in Schultern und Unterarmen nach; beim Ausatmen drücken Sie die Hände noch ein Stückchen weiter. Nach drei bis vier Atemzügen lösen Sie die Spannung und wiederholen den Bewegungsablauf dreimal.

Wirkungen: Diese Übung entspannt auf körperlicher Ebene Schultern und Nacken. Sie wirkt lindernd bei Kopfschmerzen unterschiedlicher Herkunft.

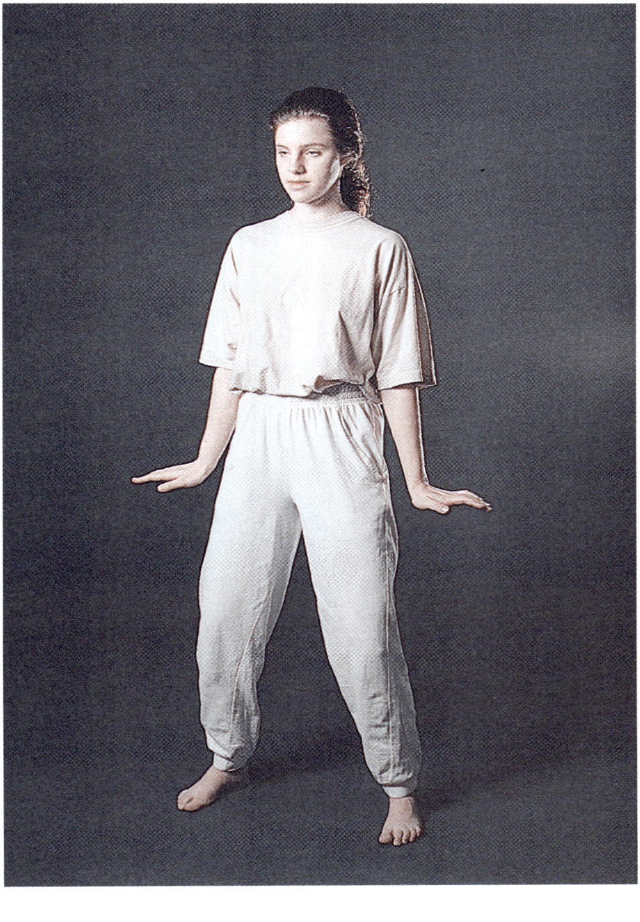

Abbildung 15

Die Erde wenden

Diese Übung kommt wieder mit sehr dezenten Bewegungen aus. Dies gibt Raum für die Wahrnehmung innerer Bewegungen und den Atem. Das gelingt meist mit geschlossenen Augen besser. Allerdings sollten Sie anfangs mit dem Blick Ihre Haltung kontrollieren.

Stehen Sie gerade, mit nahezu geschlossenen Beinen. Die Beine berühren sich jedoch in keinem Punkt tatsächlich. Atmen Sie tief ein, und heben Sie die Arme seitlich bis in Schulterhöhe. Atmen Sie aus.

Bei der nächsten Einatmung drehen Sie die rechte Handinnenfläche nach oben, während Sie die Innenfläche der linken Hand nach außen wenden, mit den Fingerspitzen aufwärts. (16)

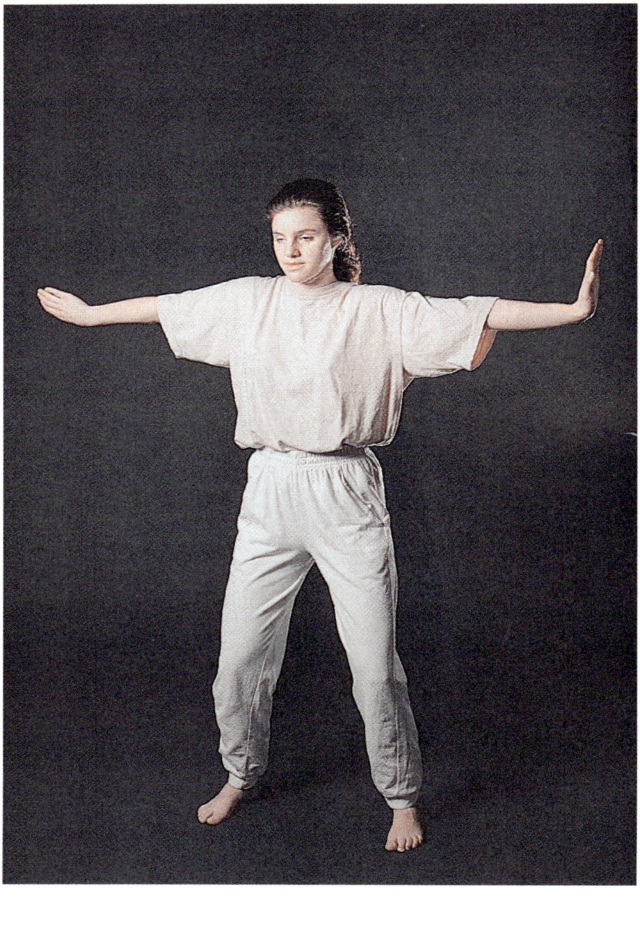

Abbildung 16

Bei der nächsten Ausatmung drehen Sie die rechte Handinnenfläche langsam wieder nach unten. Gleichzeitig drücken Sie mit der linken Handfläche kraftvoll nach außen.

Wenn Sie nun wieder einatmen, senken Sie die linke Hand und drehen ihre Innenfläche nach oben. Zugleich heben Sie die Finger der rechten Hand. (17)

Beim Ausatmen drehen Sie die linke Handinnenfläche nach unten und drücken mit der rechten Hand nach außen.

Wiederholen Sie den Zyklus dreimal.

Wirkung: »Die Erde wenden« spricht verschiedene Meridiane an, die in den Armen verlaufen. Besonders bei Augen- und Nebenhöhlenerkrankungen ist diese Übung hilfreich.

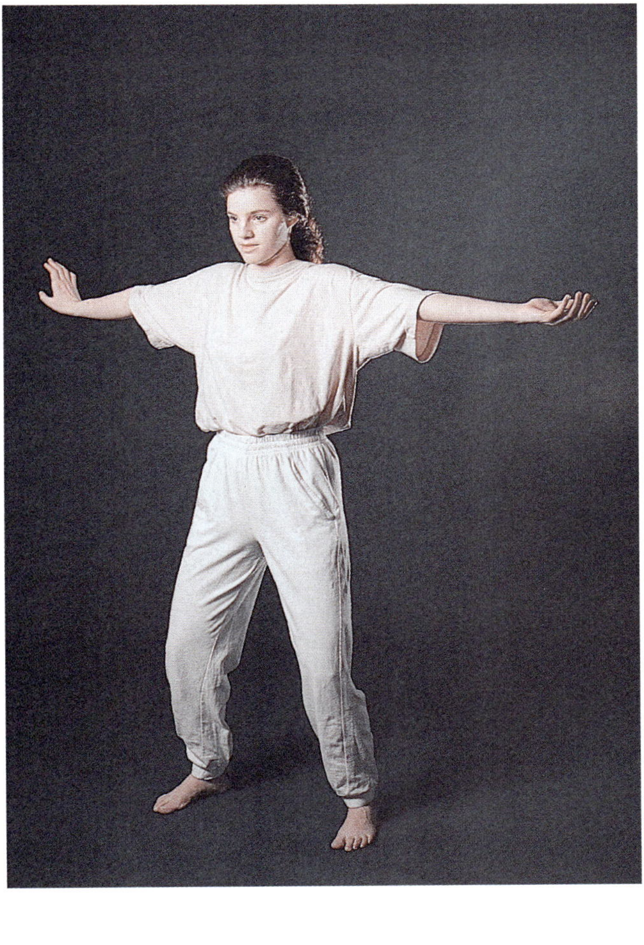

Abbildung 17

Das Getreide ernten

Beim »Getreide ernten« beugt man sich weit nach vorne. Dabei ist weit jedoch für jeden etwas anderes. Ein junger, trainierter Mensch beugt sich leichter als ein sechzig Jahre alter, der bereits etwas unbeweglich geworden ist. Akzeptieren Sie also Ihre persönlichen Grenzen, und lassen Sie sich nicht zu sehr vom Ehrgeiz leiten!

Stellen Sie Ihre Füße weit auseinander. Die Zehen weisen genau nach vorne. Ihre Knie befinden sich direkt über den Zehen. So verhüten Sie eine übermäßige Belastung der Kreuzbänder.

Atmen Sie tief ein, und heben Sie Ihre Arme über den Kopf. Drehen Sie sich dabei nach rechts. (18)

Beugen Sie sich beim Ausatmen zum rechten Fuß hinab, als wollten Sie etwas aufheben. (19) Pendeln Sie mit dem Körper zum linken Fuß. Wiederholen

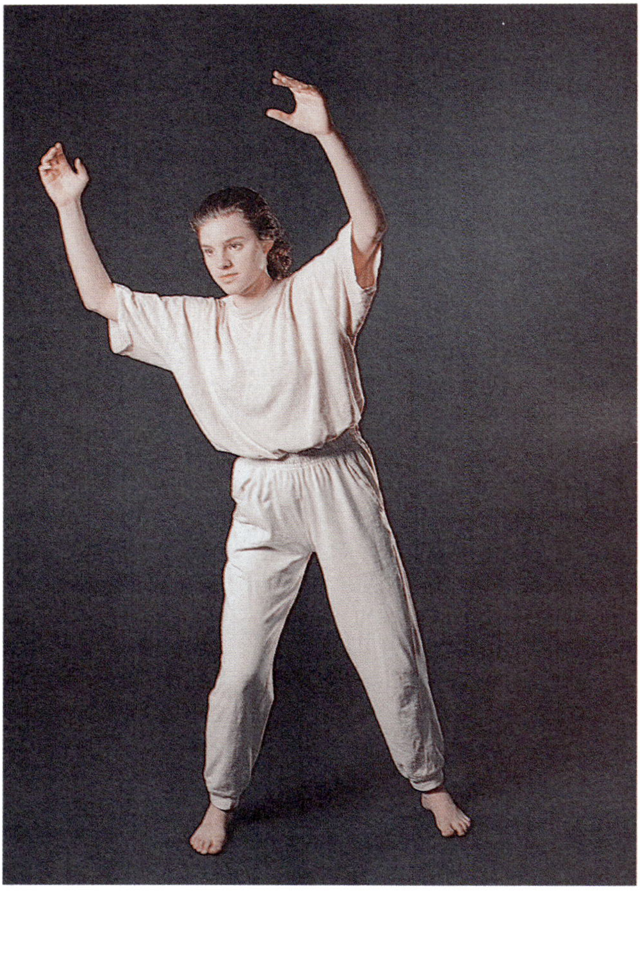

Abbildung 18

Sie den Bewegungsablauf ohne Unterbrechung gleich mit der folgenden Einatmung auf der linken Seite.

Achten Sie darauf, die Bewegungen kontinuierlich auszuführen. Zu keinem Zeitpunkt kommt es zu einem Stillstand. Der Atemrhythmus unterstützt die Bewegung, und Atmung und Bewegung sind fließend und harmonisch aufeinander abgestimmt.

Wirkung: Diese Übung verbessert die Durchblutung im Hals und im Gesicht und harmonisiert die Sinne. Daher hilft sie bei Sehstörungen. Vorsicht: Bei Bandscheibenvorfällen oder Wirbelsäulenverletzungen sollten Sie diese Übung weglassen.

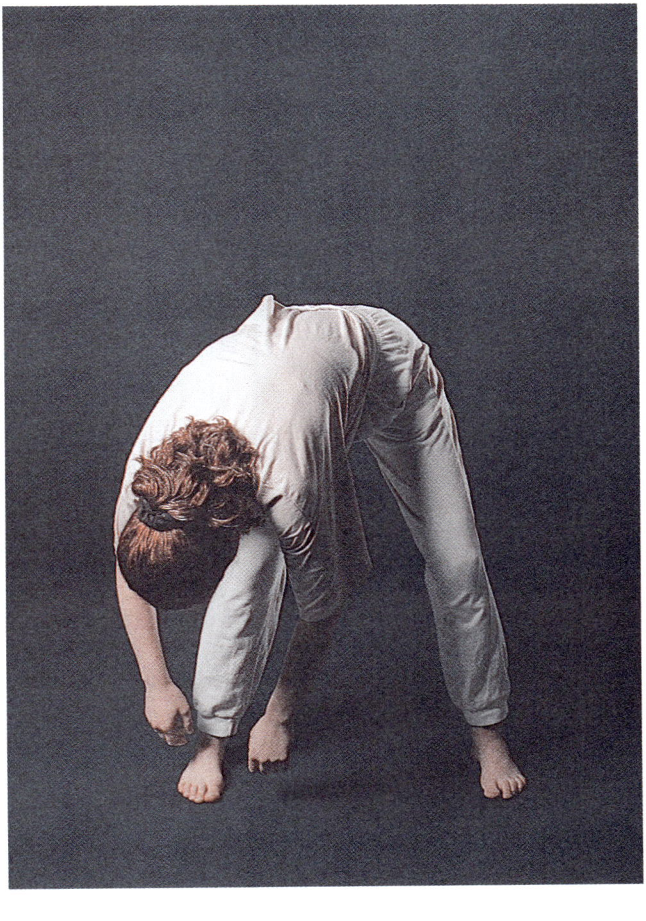

Abbildung 19

Das Aufladen der Ernte

Stellen Sie sich beim Üben bildlich vor, wie Sie einen schweren Korb über Ihren Kopf heben. »Das Aufladen der Ernte« mobilisiert die Rückenmuskeln bei aufrecht gehaltenem Rücken. Wenn Sie Probleme mit Ihrer Wirbelsäule haben, können Sie von dieser Übung besonders profitieren und vorhandene Haltungsschäden verbessern.

Stehen Sie wieder in weiter Grätsche, und halten Sie die Knie direkt über den Zehen. Die Zehen sollten nach vorne zeigen. Wenn Ihnen dies schwer fällt, können Sie die Füße bei dieser Übung jedoch leicht nach außen drehen.

Atmen Sie ein und gehen Sie dabei ein wenig in die Knie. Zugleich heben Sie die Arme seitlich des Körpers etwas an und drehen die Handinnenflächen nach oben. Stellen Sie sich vor, Sie würden etwas Schweres heben. Halten Sie die Spannung einige Sekunden lang. (20)

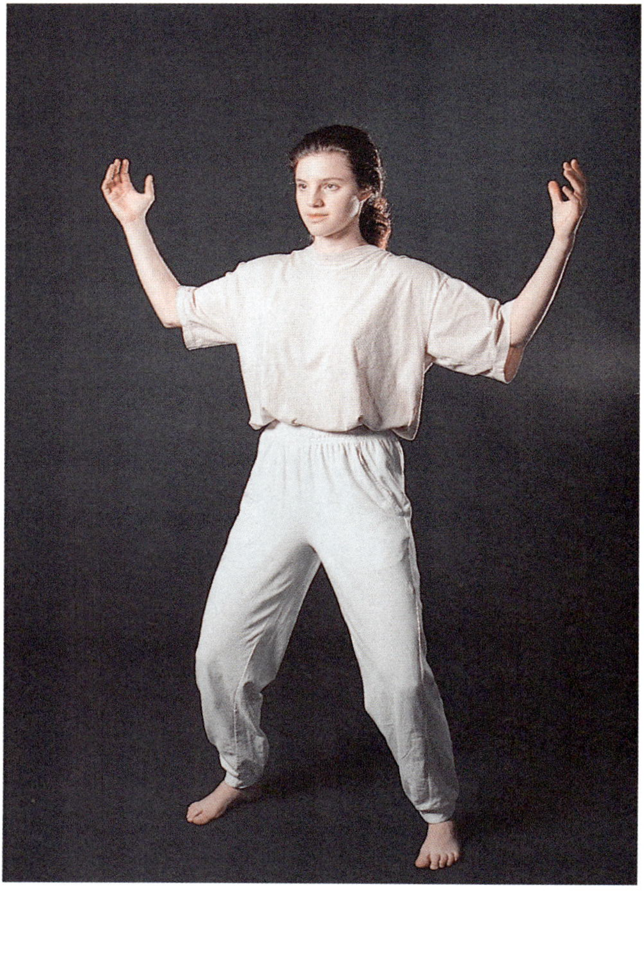

Abbildung 20

Beim Ausatmen wenden Sie die Handinnenflächen zum Boden und drücken sie abwärts. In gegengerichteter Bewegung heben Sie Ihren Rumpf, indem Sie die Knie (nicht ganz) dehnen; eine geringe Kniebeugung bleibt bestehen (21).

Wirkung: Diese Übung löst u. a. mentale Spannungen und verteilt die Energie im Körper. Nach der Übung fühlen Sie sich entspannt und ruhig. »Das Aufladen der Ernte« hilft bei Schlaflosigkeit und bei Rückenbeschwerden.
Vorsicht: Nicht vor unmittelbar bevorstehenden Belastungen üben.

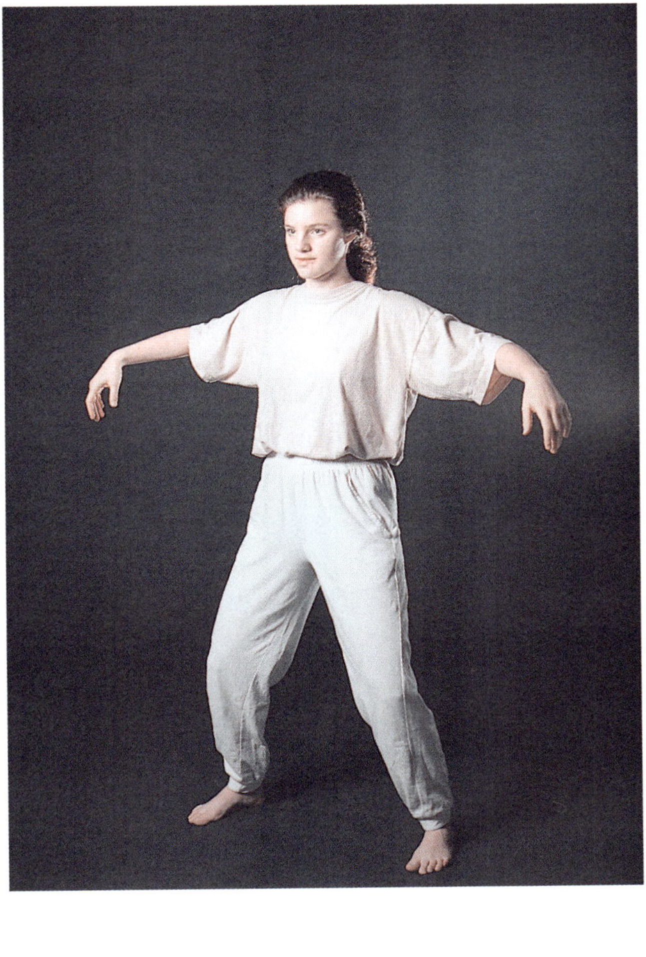

Abbildung 21

Die Ernte nach Hause tragen

Bei den meisten Qi Gong *easy*-Übungen werden die Beine kaum bewegt. Die chinesische Medizinphilosophie betrachtet die Füße als die »Wurzeln« des Menschen, und ein fester Stand bedeutet fast soviel wie gute Gesundheit.

Doch ab und zu werden auch die »Wurzeln« bewegt, wie bei der folgenden Übung. Deshalb erzielt sie bei Krampfadern, Durchblutungsstörungen und schweren Beinen sehr gute Erfolge.

Gerade hinstellen, die Beine stehen dicht nebeneinander, berühren sich aber nicht.

Beim Einatmen heben Sie den linken Oberschenkel bei gebeugtem Knie in die Waagerechte und strecken die Zehen nach unten. Gleichzeitig kreuzen Sie die Arme vor der Brust. (22)

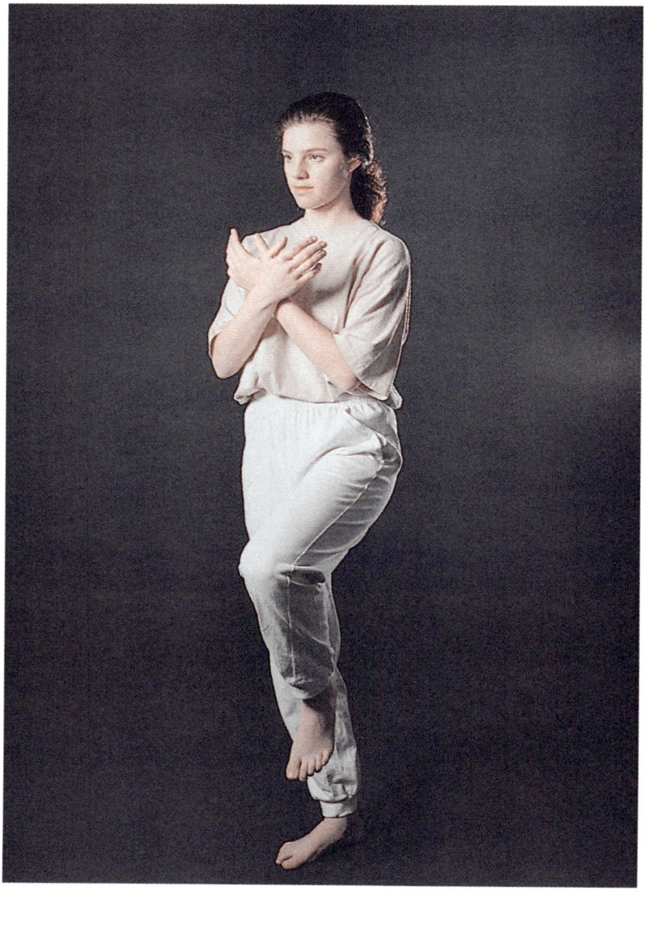

Abbildung 22

Bei der Ausatmung setzen Sie den linken Fuß einen Schritt vor dem rechten auf und schieben die Hände mit den Handinnenflächen voran nach außen. (23)

Beim nächsten Einatmen heben Sie das linke Bein und wiederholen den Bewegungsablauf auf der anderen Seite.

Wiederholen Sie den Übungsablauf dreimal – rechts und links zählen zusammen als ein Durchgang.

Wirkung: Die Übung belebt und weckt die geistigen Kräfte.
Vorsicht: Nicht direkt vor dem Schlafengehen als Einzelübung durchführen.

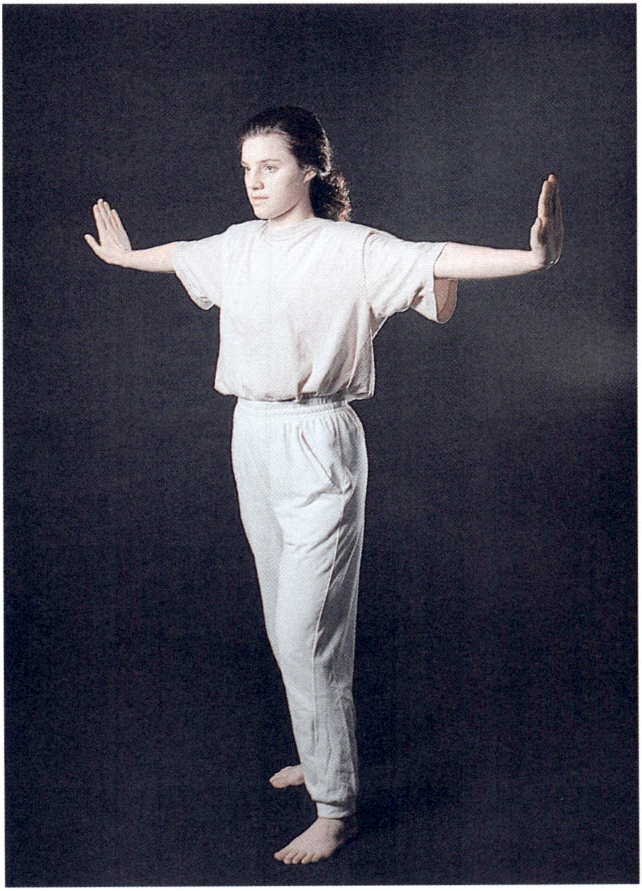

Abbildung 23

Das Korn dreschen

Diese Übung macht die Wirbelsäule beweglich. Wie bei allen Bewegungen, an denen die Wirbelsäule beteiligt ist, sollten Sie sich nicht von falschem Ehrgeiz leiten lassen und sich vor Übertreibungen hüten. Wenn Sie nicht sehr beweglich im Rücken sind, ist möglicherweise schon eine kleine Bewegung mehr als genug.

Stehen Sie aufrecht, die Füße etwa schulterbreit auseinander. Ihre Arme hängen locker seitlich herab.

Bei der Einatmung drehen Sie sich aus der Hüfte heraus leicht nach rechts. Dabei schwingen die Arme zunächst mit nach rechts (24) und dann seitlich nach oben. Befinden sich die Hände über dem Kopf, wird die Einatmung beendet.

Bei der Ausatmung führen Sie die kreisförmige Bewegung der Hände nach links und unten. Dabei »schlägt« also die rechte Handinnenfläche nach links

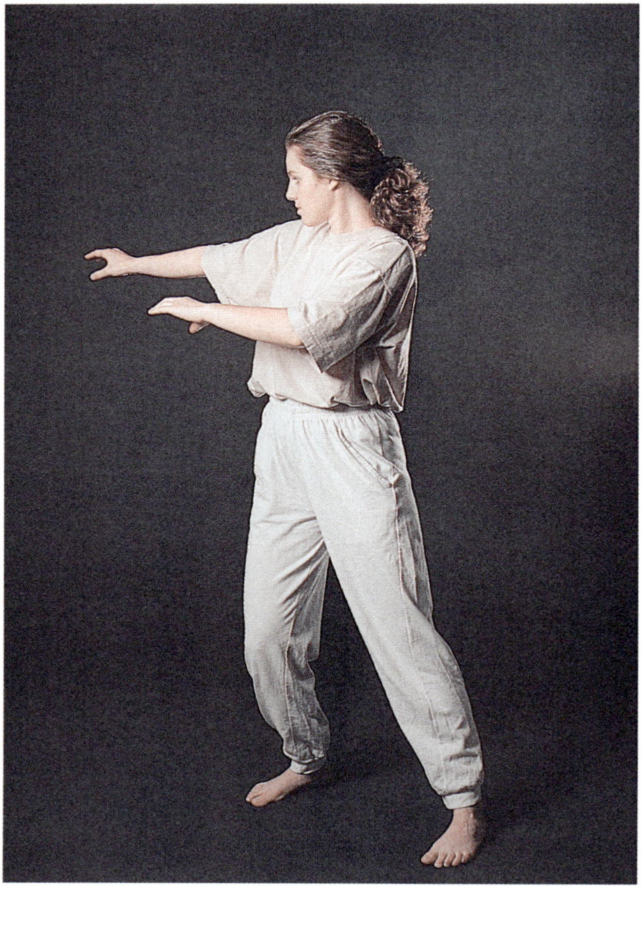

Abbildung 24

unten. Der Körper dreht sich bei dieser Bewegung aus der Hüfte heraus mit. (25)

Beim folgenden Einatmen wenden Sie sich noch ein wenig weiter nach links und heben die Arme kreisförmig über den Kopf und mit der Ausatmung nun nach rechts unten.

Führen Sie den gesamten Bewegungsablauf dreimal aus.

Wirkung: Der Kreislauf wird angeregt und die Atmung kurzfristig beschleunigt. Bei Müdigkeit wird Sie diese Übung schnell wieder wachmachen.
Vorsicht: Nicht direkt vor dem Schlafengehen als Einzelübung ausführen.

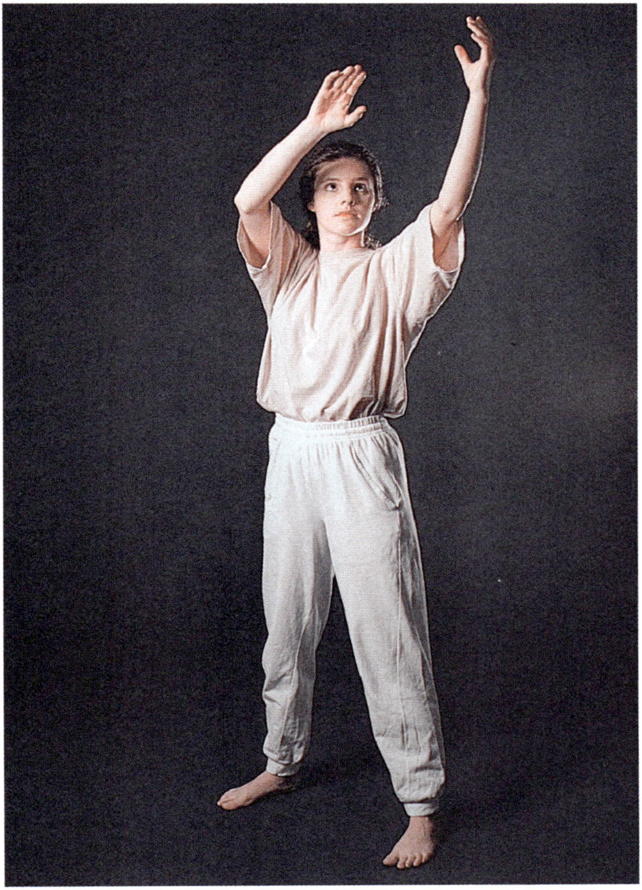

Abbildung 25

Das Mehl mahlen

Der Bewegungsablauf der Übung »Das Mehl mahlen« symbolisiert die Drehung eines Mühlrades. Da seitliche Beugungen für die meisten Menschen ungewohnt sind, halten viele dabei den Atem an. Achten Sie deshalb besonders auf eine regelmäßige Atmung.

Stellen Sie die Füße weit auseinander. Die Zehen weisen direkt nach vorne, und die Knie sind leicht gebeugt. Ihre Arme hängen locker seitlich am Körper herab, ohne ihn jedoch zu berühren. Die Finger sind leicht gespreizt.

Heben Sie nun beim Einatmen die rechte Hand über den Kopf. Folgen Sie ihr mit dem Blick. Gleichzeitig drehen Sie die linke Handinnenfläche nach außen. (26)

Beim Ausatmen führen Sie die Bewegung der rechten Hand fort und beugen dabei den Rumpf nach links – übertreiben Sie nicht! Währenddessen wendet sich der Blick der linken Handinnenfläche zu. (27)

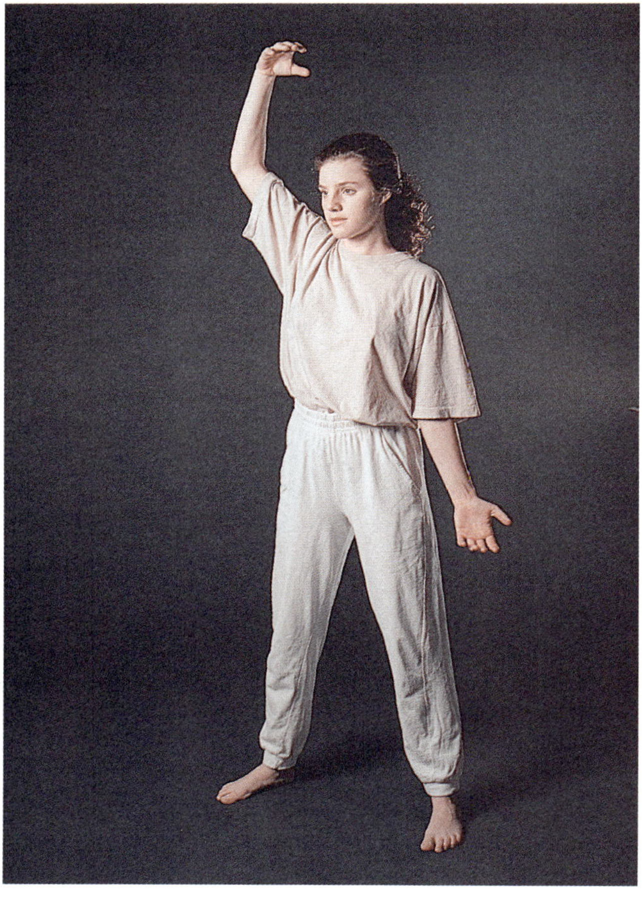

Abbildung 26

Mit der nächsten Einatmung führen Sie die rechte Hand mit einer schnellen Bewegung über den Kopf nach rechts unten. Dann folgt langsamer die linke Hand, bis sie über dem Kopf steht.

Bei einsetzender Ausatmung zieht nun die linke Hand den Rumpf in eine Rechtsbeuge, während Sie den Blick wieder der rechten Handinnenfläche zuwenden.

Wirkung: Lösen von Spannungen im Brustbereich und von bestimmten seelischen Spannungen. Bei Schlaflosigkeit hat sich diese Übung ebenfalls bewährt.
Vorsicht: Bei Rückenbeschwerden sollten Sie vorsichtig üben.

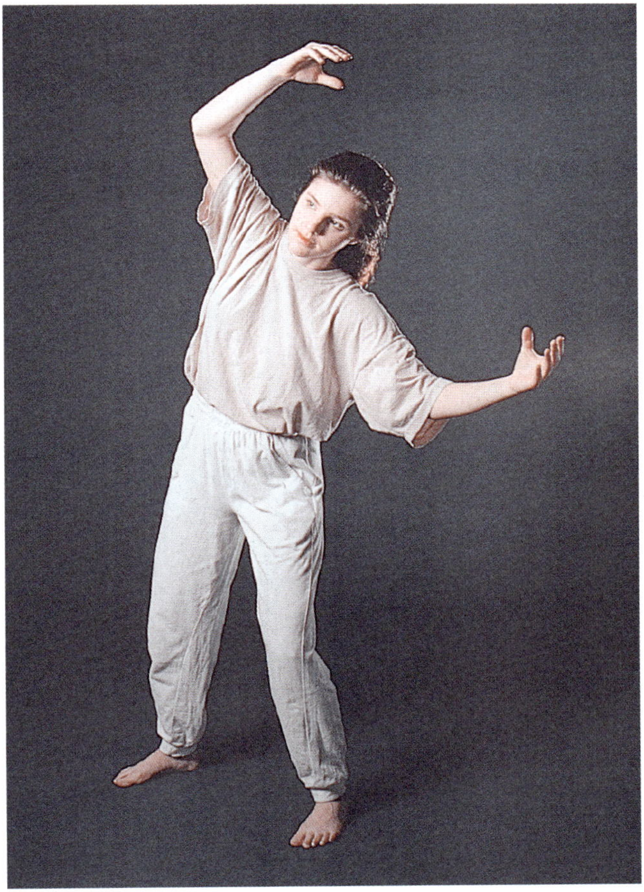

Abbildung 27

Den Teig kneten

Bei dieser letzten Übung des Ernte-Zyklus liegt der Schwerpunkt wieder mehr auf der inneren als auf der äußeren Bewegung. Konzentrieren Sie sich deshalb vor allem auf den Atem und die Entspannung.

Sie stehen mit locker gegrätschten Beinen und leicht gebeugten Knien. Gehen Sie Ihre Haltung durch: Ist die Wirbelsäule gerade, und wird der Kopf entspannt getragen? Sind Schultern und Arme entspannt? Atmen Sie einige Male tief durch, um die Entspannung und die Konzentration zu verstärken.

Bei der Einatmung bewegen Sie Ihre Arme und Hände kreisförmig nach außen und dann wieder nach innen vor die Brust, so daß sich die Handinnenflächen gegenüberstehen. Dabei stellen Sie sich vor, wie Ihre Hände Energie aufnehmen. (28)

Beim Ausatmen ziehen Sie die Hände soweit es geht nach unten. Der Abstand zwischen den Handflächen bleibt unverändert und Sie »konzentrieren« die Energie.

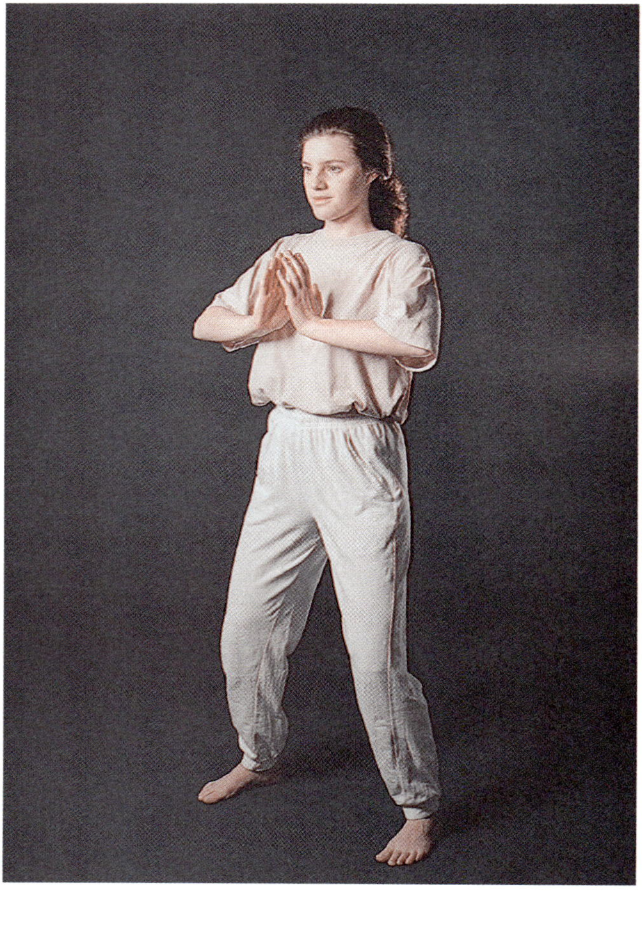

Abbildung 28

Während der nun folgenden Einatmung lassen Sie die Hände nach unten kippen. Die Handinnenflächen stehen sich wieder gegenüber, doch zeigen die Finger nach unten. Ziehen Sie anschließend beim Ausatmen mit fließender Bewegung die Hände soweit wie möglich nach oben, und stellen Sie sich dabei vor, wie Sie die Energie als warmen Strom durch die Arme in Ihr Herz leiten. (29)

Dann lassen Sie die Arme sinken, atmen tief durch und wiederholen die Übung insgesamt dreimal.

Wirkung: Die Übung »Den Teig kneten« harmonisiert den Herz-Meridian und damit das Gefühlsleben. Bei Verdauungsproblemen und übersäuertem Magen ist diese Übung ebenfalls hilfreich.

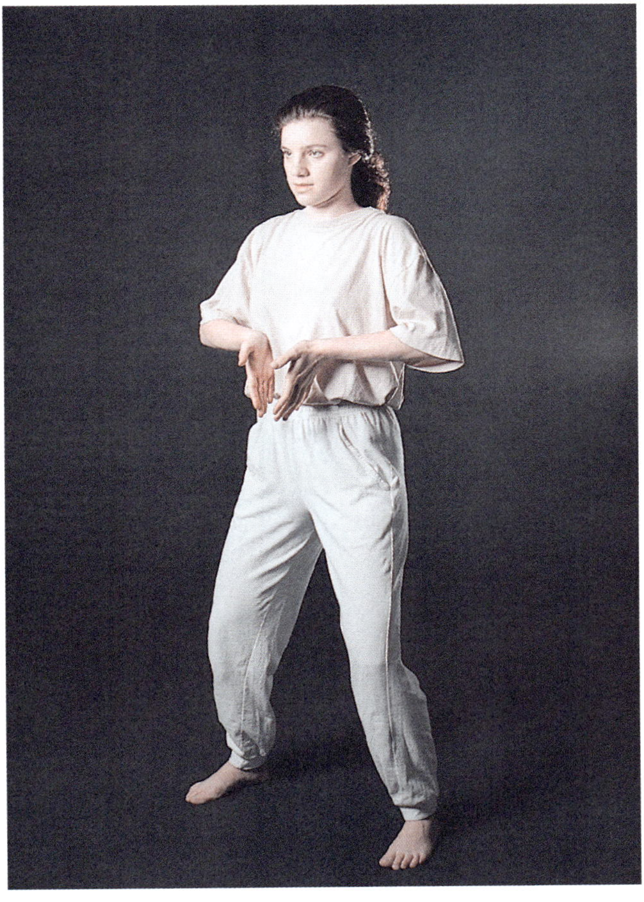

Abbildung 29

Die Acht-Seidenweber-Übungen

Die folgende Übungsreihe ist auch unter dem Namen »Brokatübungen« bekannt und ist wohl die populärste Qi Gong-Übung überhaupt. Die Acht-Seidenweber-Übungen bilden einen in sich geschlossenen Zyklus, der nahezu alle Muskeln, Sehnen und Gelenke einbezieht. Deshalb eignet er sich hervorragend dazu, den Körper geschmeidig und gesund zu erhalten.

Für Qi Gong *easy* haben wir aus den vielen vorhandenen Varianten diejenigen ausgewählt, die sehr einfach zu erlernen sind und die volle Wirkung entfalten. Die schwierigeren Varianten, die in China von Fortgeschrittenen geübt werden, sind im großen und ganzen lediglich etwas anstrengender und dienen zusätzlich dem Muskelaufbau. Sie werden darum in erster Linie von Kampfsportlern geübt.

Führen Sie die Acht-Seidenweber-Übungen möglichst als geschlossene Übungsfolge aus – die Übungen ergänzen einander besonders gut. Jede Einzelübung wird dabei in der Regel dreimal ausgeführt.

Die Acht-Seidenweber-Übungen bestehen aus folgenden Übungsteilen:
1) Den Himmel halten
2) Den Bogen spannen
3) Himmel und Erde drücken
4) Über die Schulter blicken
5) Den Körper kreisen lassen
6) Zu den Zehen fassen
7) Mit den Fäusten stoßen
8) Sich auf die Zehen erheben

Die Acht-Seidenweber-Übungen bilden ein umfassendes Gesundheitsprogramm zur Stärkung von Muskeln, Sehnen, Gelenken und Nerven. Wenn Sie die Acht-Seidenweber-Übungen jeden Tag üben, wird Ihr Immunsystem bald stark genug sein, die meisten Krankheitserreger abzuwehren. Auch bei ernsten Beschwerden an Gelenken und Muskeln sind innerhalb weniger Wochen deutliche Besserungen zu erwarten.

Den Himmel halten

Bei dieser Übung nehmen Sie laut den chinesischen Quellen »Kraft von der Erde und vom Himmel« auf. Das heißt in unserer weniger blumigen Sprache, daß wir sowohl unsere körperlichen als auch seelischen Fähigkeiten mobilisieren. Daher wird mit dieser Übung der »Seidenweber-Zyklus« eröffnet.

Sie stehen mit gegrätschten Beinen und leicht gebeugten Knien. Stellen Sie sich vor, daß Ihr Kopf an einem Faden hängt und das Ende Ihrer Wirbelsäule mit einem Gewicht beschwert ist, das den Rücken streckt. Ihre Knie befinden sich direkt über den Zehen. So werden Ihre Kreuzbänder in den Knien nicht überbelastet. Jetzt stehen Sie perfekt!

Bewegen Sie beim Einatmen Ihre Arme in einer Kreisbewegung seitlich neben den Kopf; die Handinnenflächen weisen jetzt nach unten. Beim Ausatmen führen Sie die Kreisbewegung weiter, so daß sich Ihre Fingerspitzen

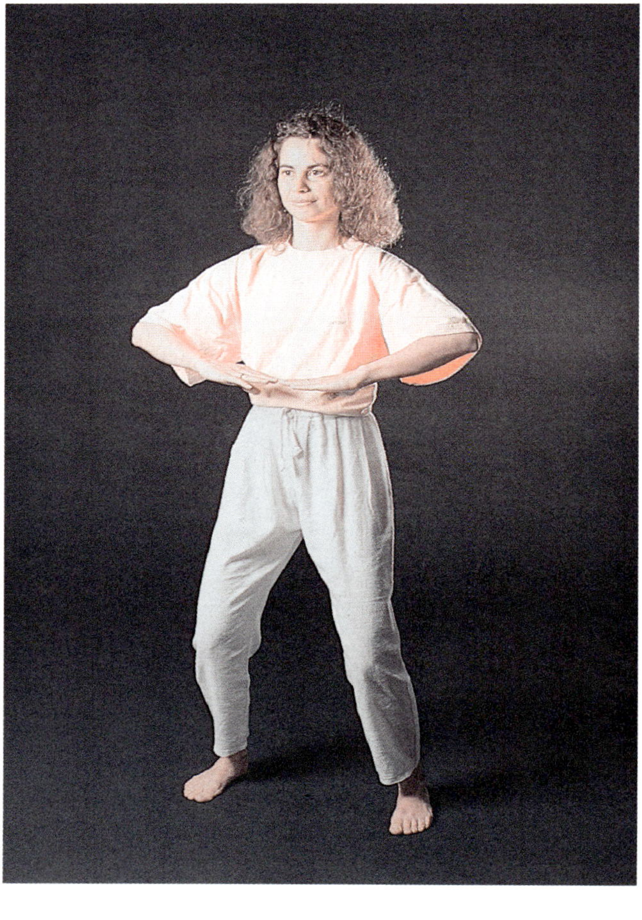

Abbildung 30

etwa vor der Brust berühren. Drücken Sie abwärts, soweit es ohne Anstrengung möglich ist. (30)

Bei der nächsten Einatmung schließen Sie die Hände zu Fäusten und heben sie langsam an. Sobald sich die Fäuste vor der Brust befinden, beginnt die Ausatmung. Öffnen Sie die Fäuste, drehen Sie Ihre Handinnenflächen nach oben, als hielten Sie »den Himmel«. (31)

Bleiben Sie drei Atemzüge in dieser Position, bevor Sie die Übung dreimal wiederholen.

Wirkungen: »Den Himmel halten« hilft bei Verdauungsbeschwerden und fördert das Selbstbewußtsein.

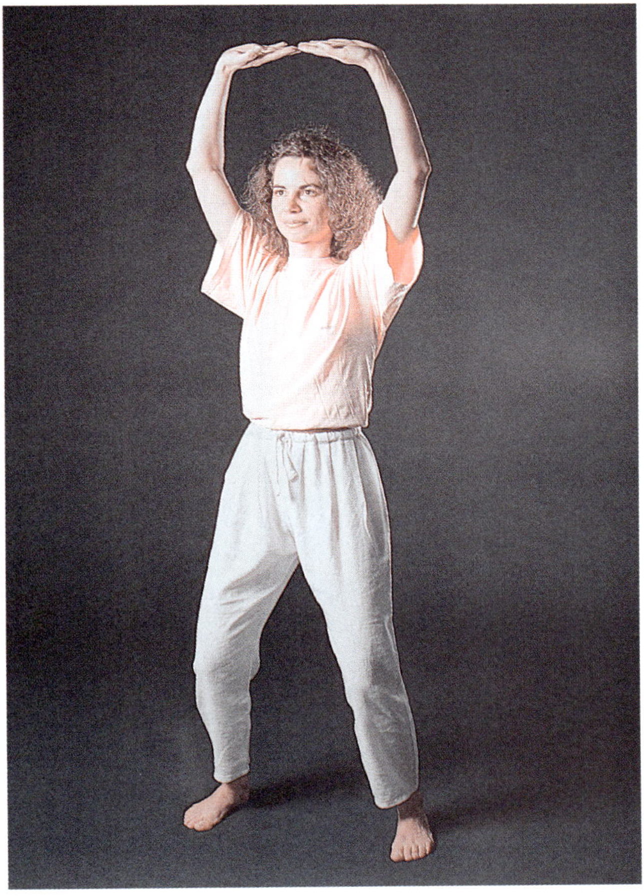

Abbildung 31

Den Bogen spannen

Das Bogenschießen ist eine Kunst, die starke Konzentration und gute Augen voraussetzt. Außerdem verlangt sie dem Körper Ruhe und Kraft ab. Die Übung »Den Bogen spannen« ahmt diesen Bewegungsablauf nach und fördert die genannten Fähigkeiten.

Ihre Füße stehen weit auseinander, Ihre Knie sind leicht gebeugt, und die Zehen weisen etwas nach außen. Ihre Arme hängen locker an der Seite herab.

Beim Einatmen heben Sie die Ellbogen seitlich – so als würden sie von Fäden hochgezogen – so weit, bis die Oberarme und die Schultern eine Linie bilden. Die Hände hängen locker in den Handgelenken, und die Zeigefinger berühren sich ganz leicht. (32) Gegen Ende der Einatmung heben Sie Ihre Hände, so daß sich die Handflächen gegenüberstehen.

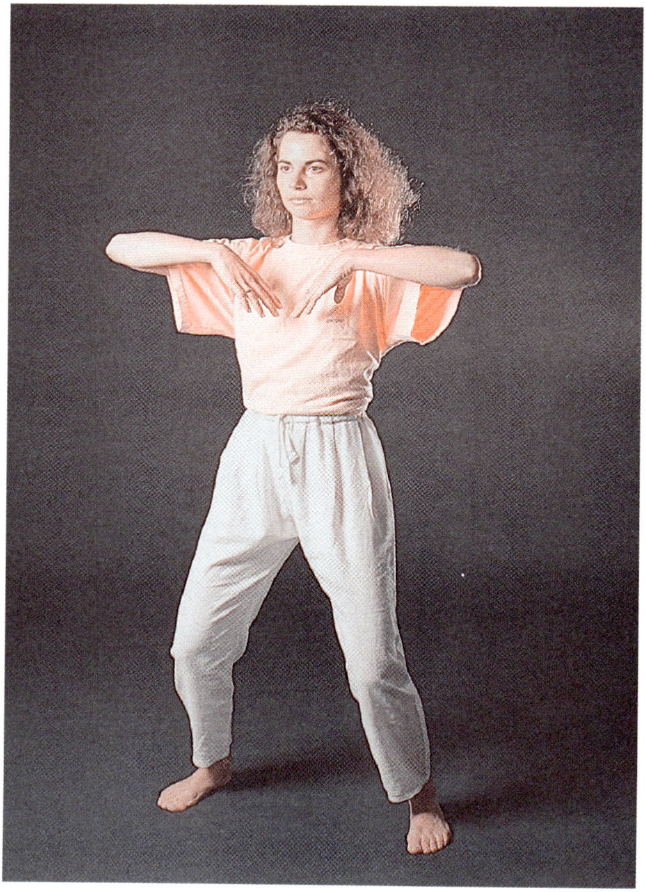

Abbildung 32

Beim Ausatmen führen Sie nun das »Bogenspannen« aus: Gleichzeitig drehen Sie den Kopf nach rechts, wenden die linke Handfläche zum Körper und strecken den rechten Arm aus. Ziehen Sie den linken Ellbogen soweit es geht nach links, nicht nach hinten! (33)

Bringen Sie die Hände wieder vor die Brust, und wiederholen Sie die Übung nach links.

Wirkungen: Bei intensivem Üben zeigt »Den Bogen spannen« erstaunliche Besserungen bei Sehstörungen. Außerdem verbessert diese Übung die Konzentrationsfähigkeit.
Achtung: Stellen Sie sich das Bogenspannen bildlich vor, dann werden Sie die Arme nicht aus der Geraden bringen. Dies würde nämlich die Wirkung der Übung teilweise neutralisieren.

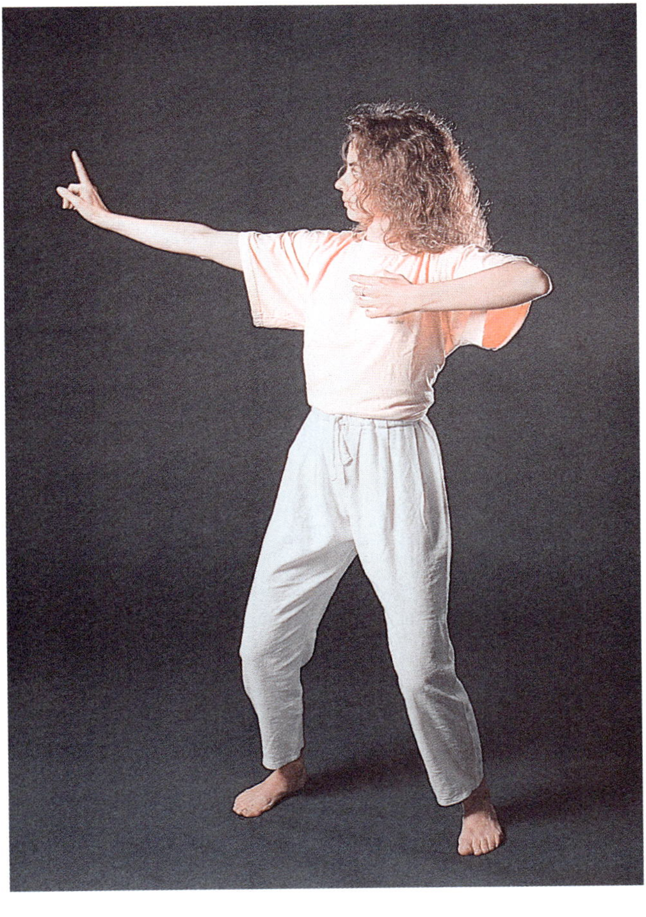

Abbildung 33

Himmel und Erde drücken

Hier werden »Himmel und Erde verbunden«; die körperlichen und seelischen Kräfte werden miteinander harmonisiert. Auf seelischer Ebene hebt diese Übung das intuitive Gefühl für den Körper und die Körperwahrnehmung.

Sie stehen gerade mit weit gegrätschten Beinen, und lassen die Arme locker an der Seite herabhängen. Die Zehen zeigen etwas nach außen.

Atmen Sie nun tief ein, und heben Sie dabei den rechten Arm. Gleichzeitig drehen Sie sich leicht nach links und bringen dabei den linken Arm ein wenig hinter den Körper. Beide Hände sind offen und die Finger leicht gespreizt: die linke Handinnenfläche weist also nun nach rechts und die rechte Handinnenfläche nach links. (34)

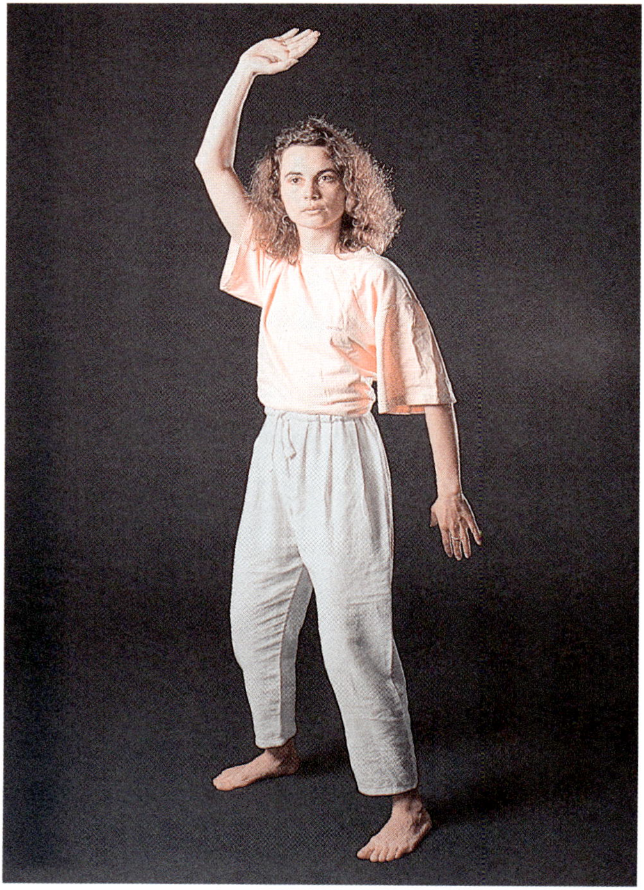

Abbildung 34

Bei der folgenden Ausatmung stoßen Sie mit der rechten Hand nach links oben, und mit der linken Hand drücken Sie nach rechts unten. Dabei unterstützen Sie den Druck nach links, indem Sie Ihr rechtes Bein sanft strecken. (35)

Wenn Sie wieder einatmen, drehen Sie sich nach rechts, bringen die linke Hand vor und die rechte Hand hinter den Körper. Wiederholen Sie nun die Übung auf der rechten Seite.

Wirkungen: Die meisten Formen von Kopfschmerzen gehen mit Verspannungen der Nacken- und Schultermuskulatur einher. »Himmel und Erde drücken« dehnt diese Muskeln.
Vorsicht: Bei Bandscheibenbeschwerden im Lendenwirbelbereich sollten Sie besonders achtsam üben.

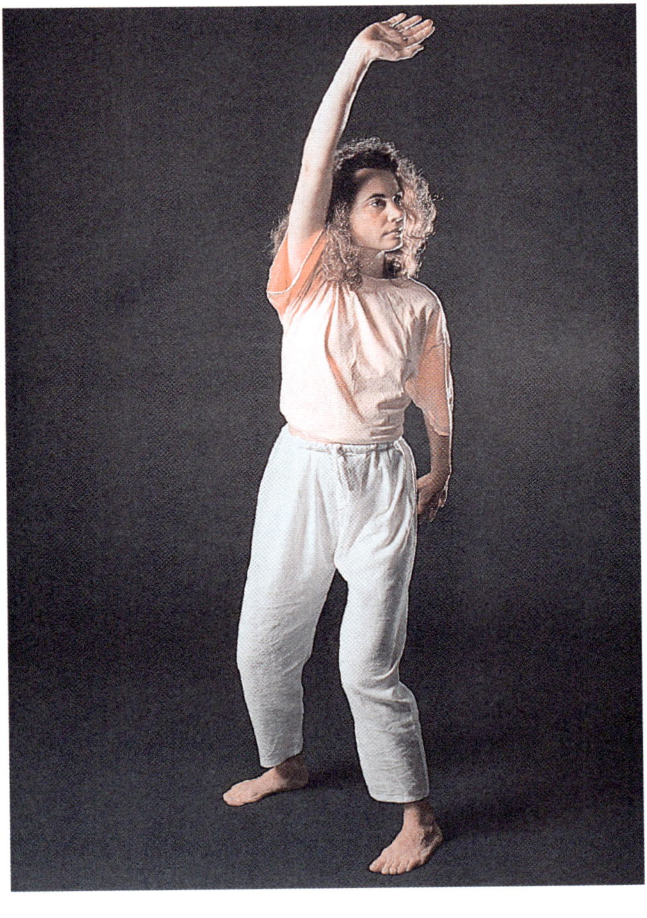

Abbildung 35

Über die Schulter blicken

Nur zu oft sind wir »halsstarrig«, im wörtlichen wie auch im übertragenen Sinn. Diese Qi Gong *easy*-Übung macht nicht nur im körperlichen Bereich flexibel, sondern fördert auch den entsprechenden seelischen Zustand.

Stellen Sie Ihre Füße etwa schulterbreit auseinander, und lassen Sie die Zehen zur Seite zeigen; die Beine sind leicht gebeugt. Die Arme hängen locker an der Seite.

Beim Einatmen heben Sie Ihre Hände bis vor die Brust, wo sie sich an den Handgelenken kreuzen; die rechte über der linken Hand. Die Handinnenflächen weisen zum Körper hin. (36)

Mit der folgenden Ausatmung drehen Sie Ihren Oberkörper so weit wie möglich nach links – oder sogar ein wenig nach hinten. Dabei heben Sie die

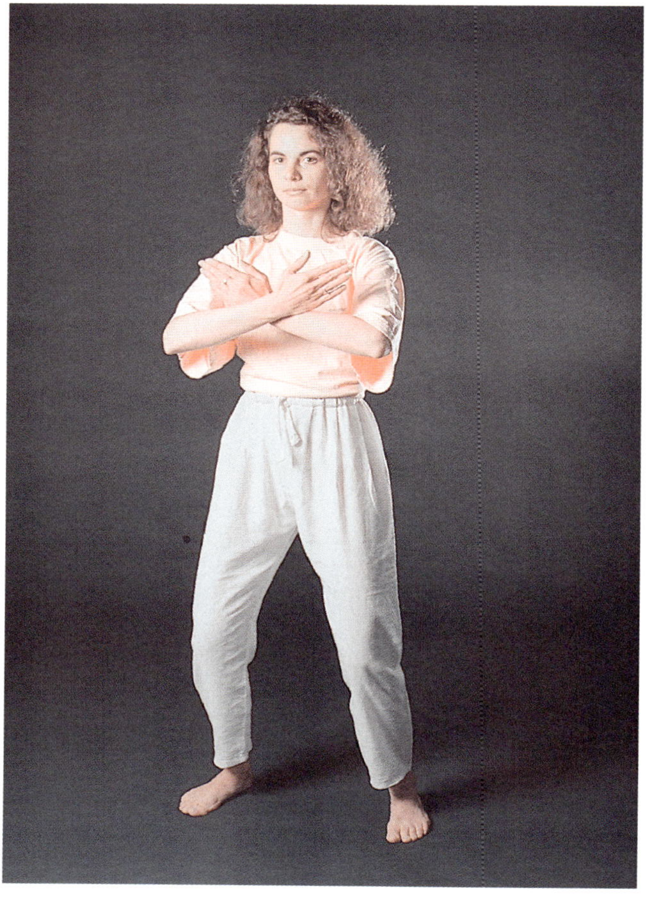

Abbildung 36

Hände bis in Kopfhöhe und drehen die Handinnenflächen nach außen. Drücken Sie nun mit den Händen – insbesondere mit der rechten – schräg nach hinten, und unterstützen Sie so die Drehung des Körpers. (37)

In dieser Position bleiben Sie drei Atemzüge lang.

Mit einer Einatmung lösen Sie die Spannung, drehen zurück zur Mitte, überkreuzen dort wieder die Handgelenke – diesmal das linke über dem rechten – und wiederholen die Übung zur rechten Seite.

Wirkungen: Die Beweglichkeit der Wirbelsäule nimmt zu, und die Nackenmuskeln lockern sich. Dies hilft oft bei Kopfschmerzen.
Vorsicht: Drehbewegungen nicht übertreiben!

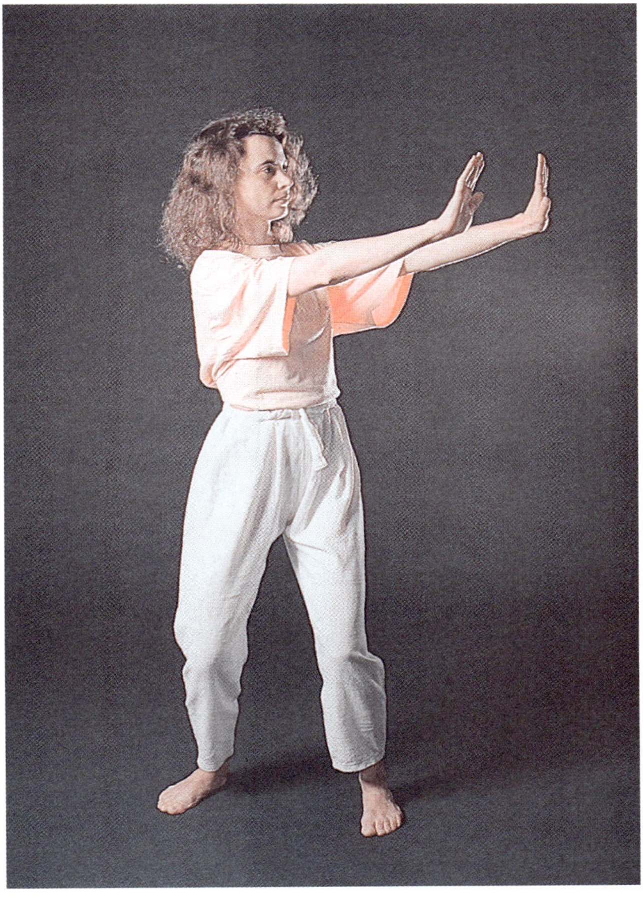

Abbildung 37

Den Körper kreisen lassen

Der Kreis hat etwas Ruhiges und Meditatives. Bei dieser Übung bewegen Sie einen Teil des Körpers sanft kreisförmig. Wenn Sie sich nicht dagegen sperren, gelangen Sie mit dieser Übung relativ leicht in einen meditativen Zustand, der sich besonders auf Ihr Gefühlsleben positiv auswirkt.

Sie stehen in weiter Grätsche und beugen die Knie. Stellen Sie sich vor, daß Sie sitzen. So senken Sie Ihr Becken und dehnen den Rücken gerade. Richten Sie auch Ihre Halswirbelsäule auf, indem Sie sich vorstellen, daß Ihr Kopf von einem Faden, der am Scheitel befestigt ist, nach oben gezogen wird.

Legen Sie nun Ihre Hände auf Ihre Oberschenkel – die Finger zeigen nach innen –, und gehen Sie tiefer in die Knie. In dieser sogenannten »Reiterhaltung« tragen Sie einen Großteil des Gewichtes Ihres Oberkörpers mit den Händen und entlasten dadurch die Wirbelsäule. (38)

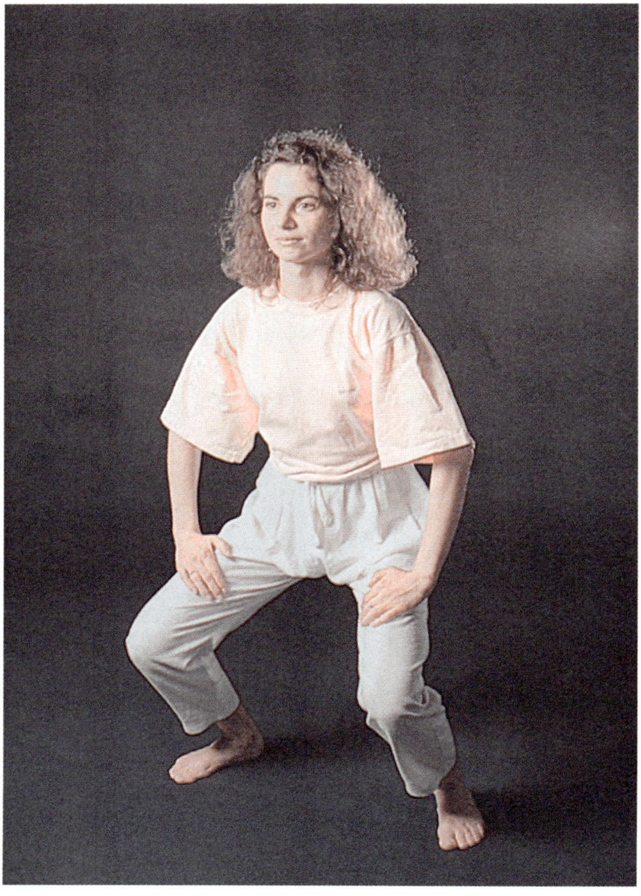

Abbildung 38

Beim Einatmen drücken Sie mit der rechten Hand und dem rechten Bein ein wenig nach links und beugen dabei den Rumpf zur linken Seite.

Beim Ausatmen kreisen Sie – nach vorne gebeugt – zur rechten Seite. (39) Führen Sie dieses Kreisen dreimal aus, wobei Sie beim Aufrichten ein- und beim Beugen ausatmen. Anschließend wechseln Sie dann die Richtung.

Wirkungen: Diese Übung stärkt das Selbstvertrauen und beruhigt Körper, Gefühle und Gedanken. Sie hilft gegen Schlaflosigkeit.

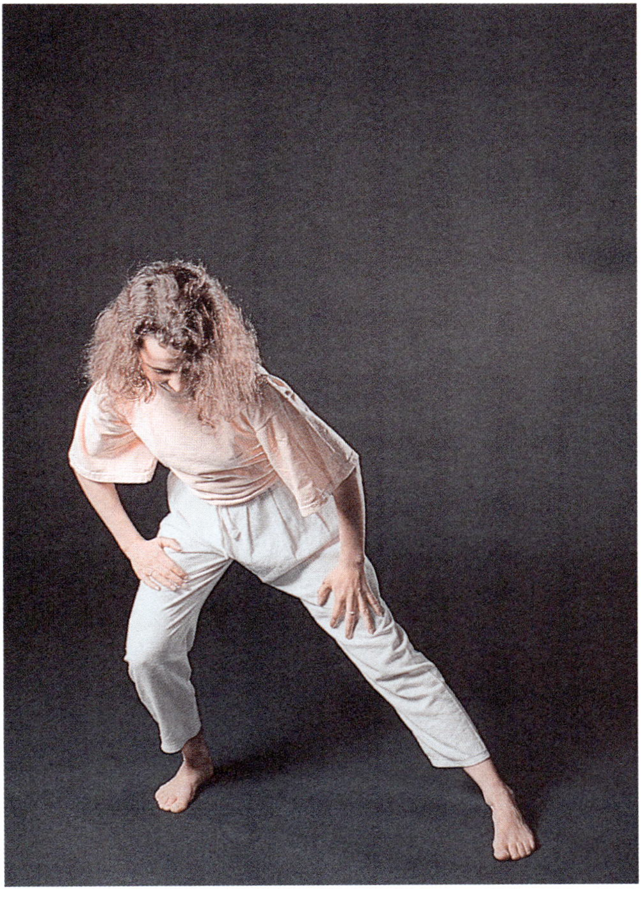

Abbildung 39

Zu den Zehen fassen

Diese Übung ähnelt in gewisser Weise der Anfangsübung »Den Himmel halten«. Während dort jedoch Kräfte geweckt werden, verteilt und harmonisiert die folgende Übung die Energien und macht sie bewußt.

Wie weit Ihre Füße auseinanderstehen, hängt von Ihrer Beweglichkeit ab. Wenn Sie sehr flexibel sind, können Sie vielleicht mit gestreckten, direkt nebeneinanderstehende Beinen Ihre Zehen erreichen. Meist wird es Ihnen aber leichter fallen, wenn Sie in mehr oder minder weiter Grätsche stehen.

Bei der Ausatmung senken Sie zuerst Ihren Kopf und senken dann langsam den Rumpf von oben nach unten, Wirbel für Wirbel. Die Arme hängen locker herab und greifen schließlich die Zehen. Die Beine sollten gestreckt, wenn auch nicht ganz durchgestreckt, sein. Wenn Sie selbst bei weiter Grätsche Ihre Zehen nicht erreichen, ist das auch nicht schlimm; greifen Sie in Richtung Zehen, wenden Sie jedoch keinesfalls Kraft auf! (40)

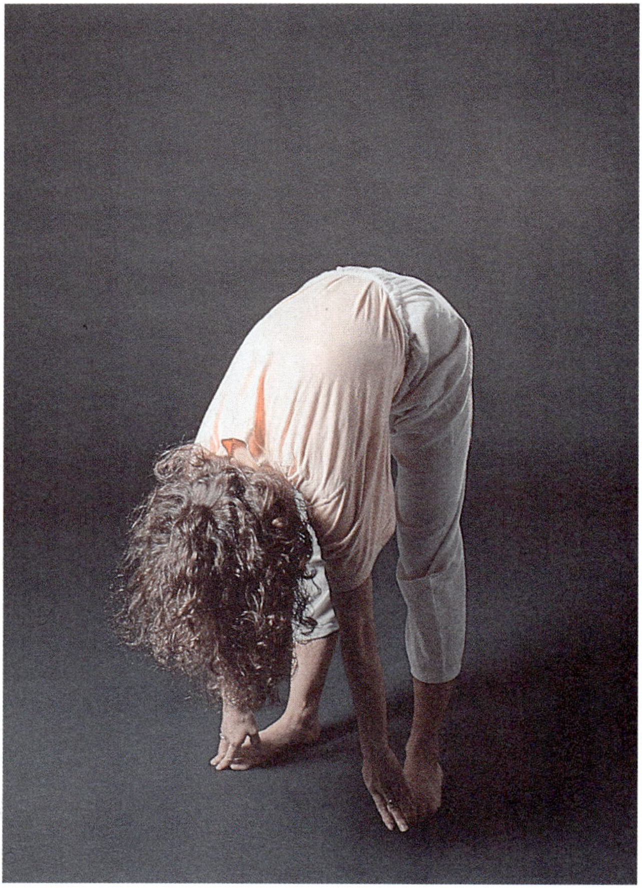

Abbildung 40

Beim Einatmen richten Sie Ihre Wirbelsäule langsam wieder auf, heben die Arme und beugen sich leicht nach hinten. Im Endpunkt der Dehnung drehen Sie den Oberkörper geringfügig nach rechts. (41)

Kommen Sie wieder zur Mitte zurück, und wiederholen Sie die Übung; beim Rückwärtsbeugen drehen Sie diesmal nach links.

Wirkungen: Die Übung mobilisiert den Kreislauf und stärkt zudem die Nerven.
Vorsicht: Berücksichtigen Sie Ihre Grenzen, und führen Sie insbesondere den vorwärtsbeugenden Teil der Übung ohne Kraft aus.

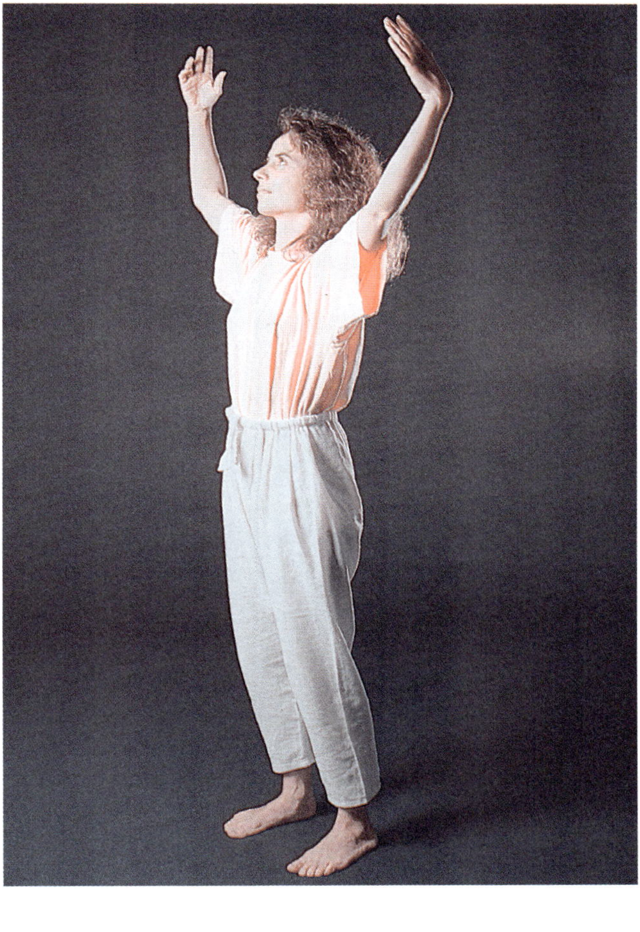

Abbildung 41

Mit den Fäusten stoßen

Diese Übung wirkt sehr kämpferisch. Sie heißt in China auch »Faustkampf mit funkelnden Augen«. Ein Faustkämpfer muß konzentriert und voll Selbstvertrauen sein. Mit dieser Übung fördern Sie diese Eigenschaften.

Ihre Beine stehen mindestens schulterbreit auseinander, und Ihre Knie sind gebeugt. Ballen Sie beide Hände zu lockeren Fäusten – der Daumen darf nicht von den Fingern umschlossen sein! –, und legen Sie sie mit den Handinnenflächen nach oben an die Hüften. Atmen Sie tief ein.

Bei der anschließenden Ausatmung bringen Sie Ihre rechte Faust in gerader Linie langsam nach vorn. Dabei dreht sich die rechte Faust bis zum Endpunkt der Bewegung mit der Handinnenfläche nach unten. Achten Sie darauf, daß Ihre Faust locker bleibt, und der Handrücken eine Linie mit dem Unterarm bildet. (42)

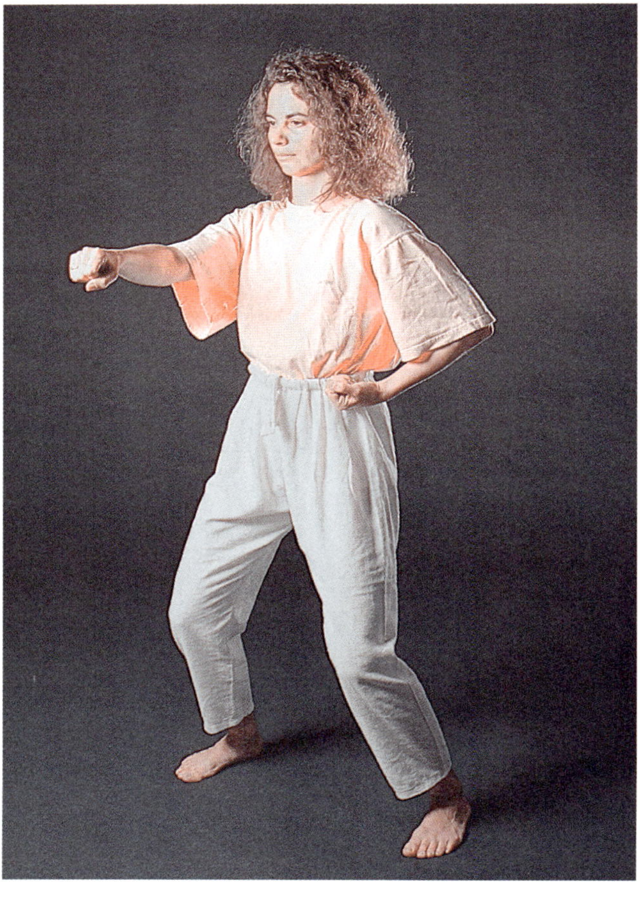

Abbildung 42

Beim Einatmen ziehen Sie den ausgestreckten Arm wieder in die Ausgangsstellung zurück und führen mit dem nächsten Ausatmen den Fauststoß mit der linken Hand aus. (43)

Wiederholen Sie die Fauststöße mehrmals, und steigern Sie dabei das Tempo. Der Bewegungsablauf bleibt auch bei hoher Geschwindigkeit fließend.

Wirkungen: Das Selbstvertrauen wird gestärkt, und positive Energien werden geweckt. Depressive Verstimmungen nehmen ab.
Vorsicht: Dämpfen Sie den Fauststoß ab. Wenn Sie den Arm unkontrolliert nach vorne schleudern, wird die Schulter überlastet.

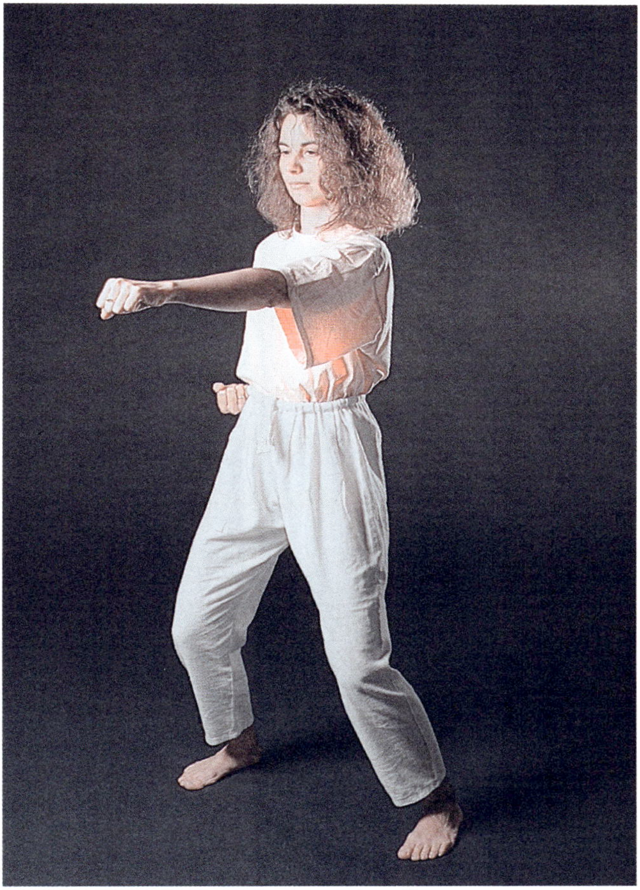

Abbildung 43

Sich auf die Zehen erheben

Diese Übung hebt nicht nur den Körper, sondern auch die Stimmung, und befreit von negativen Gedanken und Gefühlen. »Sich auf die Zehen erheben« bildet einen schönen Abschluß für die Übungsfolge und einen guten Start für alles, was Sie danach tun wollen.

Sie stehen mit gegrätschten Beinen und tief gebeugten Knien. Ihr Rücken und Ihre Halswirbelsäule sind gerade. Die Knie befinden sich direkt über den Zehen, damit die Kreuzbänder nicht überbelastet werden. Ihre Arme hängen locker an der Seite herab.

Atmen Sie dreimal tief ein und aus.

Mit der letzten Einatmung führen Sie die Arme zunächst gestreckt nach oben (44) bis kurz hinter den Kopf. Gleichzeitig heben Sie sich auf die Zehen.

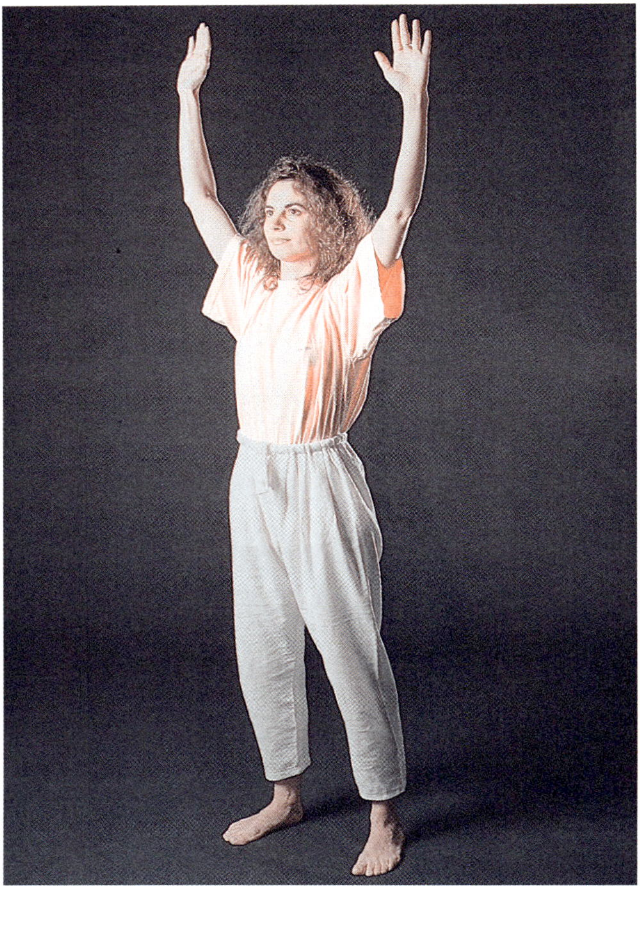

Abbildung 44

Am höchsten Punkt der Bewegung atmen Sie tief aus und heben den Kopf noch ein wenig an. Versuchen Sie, die Arme noch ein wenig weiter nach hinten zu bringen. (45)

Behalten Sie diese Position drei Atemzüge lang bei, und senken Sie bei der dritten Ausatmung die Fersen wieder zu Boden.

Entspannen Sie sich, und atmen Sie dreimal ein und aus, bevor Sie die Übung dreimal wiederholen.

Wirkungen: Bei trüben Gedanken und Depressionen unterstützt diese Übung ein Gefühl des »Darüberstehens« und fördert die Ruhe, die man benötigt, um die Probleme anzugehen.

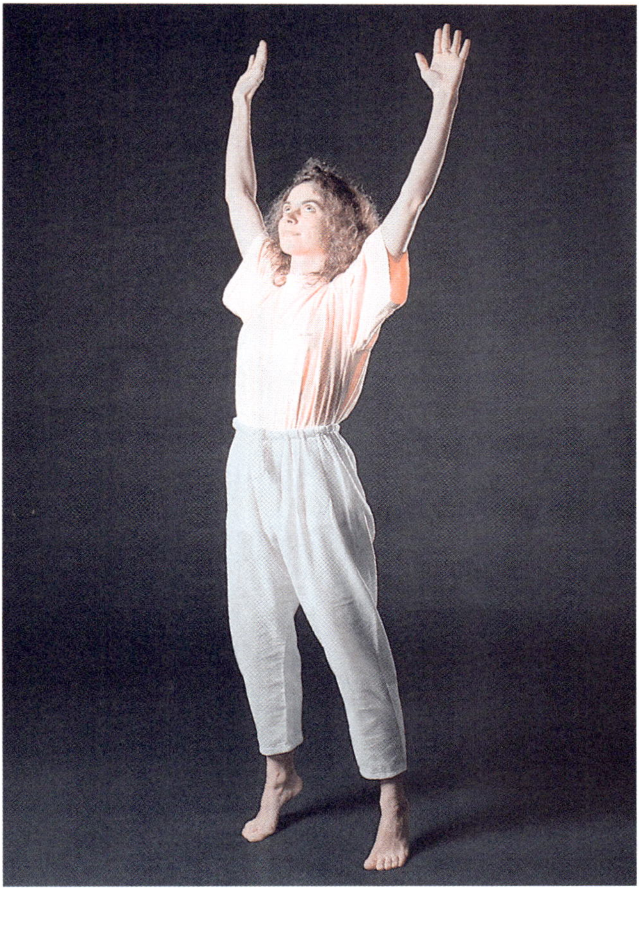

Abbildung 45

Die Fünf Tiere

Diese Übungsfolge ist eine der ältesten des Qi Gong, die wir kennen. Sie ist fast 2000 Jahre alt und wird trotzdem heute noch geübt – ja sie zählt sogar zu den beliebtesten und bekanntesten Übungen in China. Und das hat seinen Grund.

»Die Fünf Tiere« – Tiger, Reh, Affe, Bär und Kranich – sind von jedem ohne langes Üben erlernbar, haben starke Wirkungen, die sofort spürbar sind, und nehmen nicht viel Zeit in Anspruch. Deshalb ist die Folge der »Fünf Tiere« ideal für Qi Gong *easy*.

Das Besondere an den »Fünf Tieren« ist aber auch die Art, in der jede Übung auf ganz eigene Weise auf den Organismus wirkt. Der Tiger wirkt kräftigend auf Muskeln und Sehnen, die Übung des Rehes entspannt, der Affe macht den Körper beweglich und geschmeidig, die Bewegungen des Bären wirken heilsam auf alle inneren Organe und das Kreislaufsystem, und der Kranich verbessert die Funktion der Lunge und des Herzens.

Um den vollen Nutzen der »Fünf Tiere« genießen zu können, fordern die alten überlieferten Schriften dazu auf, sich beim Üben in die Verhaltensweisen des jeweiligen Tieres einzufühlen. Für uns Europäer klingt das etwas mystisch; doch den Chinesen war dies besonders wichtig, da sie auf diese Weise eine Einheit mit der Natur herstellen wollten. Erfahrungsgemäß ist dieses Einfühlen auch nützlich: Wir bewegen uns mit einer solchen Vorstellung lockerer und natürlicher. Aber wenn Sie sich nicht in ein Reh hineinfühlen oder gerade heute kein Affe sein wollen, keine Sorge – die Übungen sind auf jeden Fall wirksam.

Die »Fünf Tiere« bestehen aus den folgenden Einzelübungen:
1) Der Tiger
2) Das Reh
3) Der Affe
4) Der Bär
5) Der Kranich

Für die »Fünf Tiere« gibt es keine Vorschrift über Häufigkeit und Dauer der einzelnen Übungen. Üben Sie jede Einzelübung so lange, wie es Ihnen gut tut.

Der Tiger

Der Tiger symbolisiert Kraft und Mut. Führen Sie die Bewegungen des Tigers also kraftvoll und energisch aus. Der Bewegungsablauf ist wie immer harmonisch und flüssig.

Stellen Sie sich gerade und entspannt hin. Die Füße stehen etwa schulterbreit nebeneinander, und die Arme hängen locker an den Seiten herab.

Atmen Sie ein, und verlagern Sie Ihr Gewicht ganz auf das rechte Bein. Beugen Sie das rechte Knie, und setzen Sie den linken Fuß einen Schritt nach vorne; die Zehen berühren dabei den Boden zuerst.

Beim Ausatmen schwingen Sie Ihren rechten Arm seitlich hoch und führen ihn dann nach vorne; die Bewegung sollte dem Schlagen einer Tigerklaue ähneln. Dementsprechend wird die Hand wie eine Tigerklaue gehalten: Die Finger sind wie Krallen gekrümmt, und die Handinnenfläche zeigt nach unten.

Gleichzeitig schwingt die linke Hand nach hinten. Die linke Handinnenfläche zeigt nach oben.

Sie stehen jetzt also leicht nach vorne gebeugt, den rechten Arm vorne zum Schlag erhoben, den linken Arm hinter dem Rücken. Das rechte Bein ist gebeugt, das linke ist gerade – nicht durchgestreckt! – und steht vorn. (46)

Strecken Sie in dieser Position einige Male Ihre Arme: den rechten Arm nach vorn, den linken Arm nach hinten. Spüren Sie der Spannung in Ihrem Rücken nach. Beim Ausatmen dehnen Sie die Arme, und beim Einatmen lösen Sie die Spannung wieder.

Dann schlagen Sie bei der Ausatmung mit der rechten Hand, der Tigerklaue, kräftig nach unten, während Sie mit dem linken Arm einen großen Kreis beschreiben, der erst nach hinten, dann nach oben und nach vorne geht. Gleichzeitig verlagern Sie Ihr Gewicht auf das linke Bein, beugen es, machen mit dem rechten einen großen Schritt nach vorne und wiederholen die Übung auf der anderen Seite.

Wirkungen: Die gesamte körperliche Energie nimmt zu, insbesondere aber die Kraft der Muskeln und Sehnen.

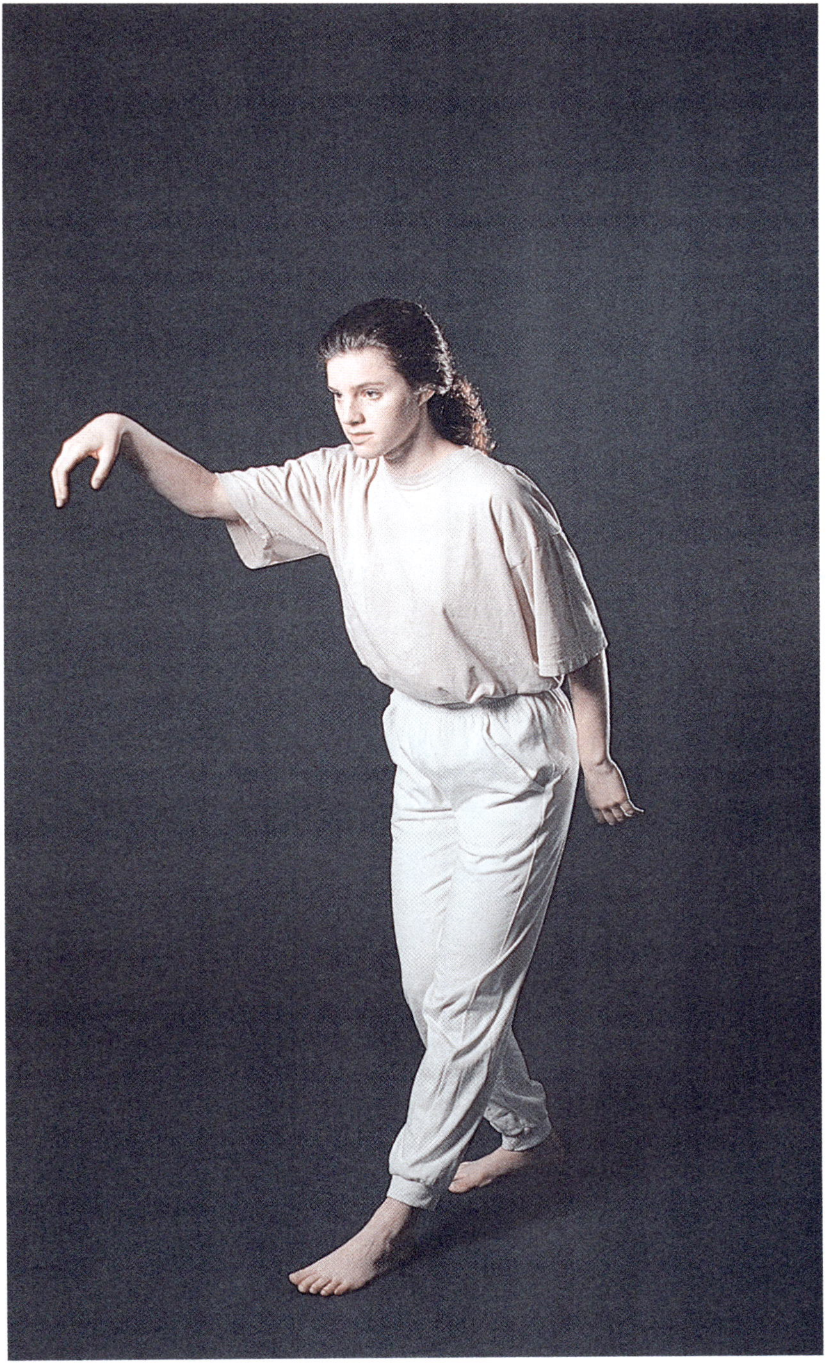

Abbildung 46

Das Reh

Das Reh steht für Anmut und Eleganz. Bewegen Sie sich bei dieser Übung dementsprechend. Stellen Sie sich vor, wie ein Reh mit einem großen Satz davonzuspringen.

Stehen Sie locker und entspannt, und atmen Sie einige Male tief ein und aus.

Während der Einatmung verlagern Sie Ihr Gewicht auf das linke Bein und machen mit dem rechten Bein einen großen Schritt nach vorn. Drehen Sie anschließend Ihre Hände mit den Handinnenflächen nach oben, und schieben Sie sie schnell nach vorn. Dabei verlagern Sie Ihr Gewicht auf das vordere, rechte Bein und heben die linke Ferse.

Beim Ausatmen drehen Sie zunächst das noch unbelastete linke Knie nach links, verlagern dann Ihr Gewicht wieder auf das linke Bein und beugen es ein wenig. Dann drehen Sie auch den rechten Fuß nach links. Gleichzeitig ziehen Sie den linken Arm zurück und drehen die Handinnenfläche nach unten. Diese Bewegung endet mit der Hand neben der linken Hüfte. Ihre rechte Hand schieben Sie in Richtung Ihres rechten Fußes.

Sie atmen weiter aus und stützen dabei die linke Hand auf den linken Oberschenkel. Sie gehen mit dem linken Knie tiefer in die Beuge. (47) Die rechte Hand bewegt sich zum rechten Fuß hinab und klopft dreimal auf den Fuß.

Bei der nächsten Einatmung führen Sie die Arme wieder nach oben, richten sich im Knie auf und machen einen Schritt nach vorn. Nun stehen Sie wieder in der Ausgangsstellung.

Noch mit derselben Einatmung machen Sie mit dem linken Bein einen Schritt vorwärts. Sie wiederholen die Übung auf der anderen Seite.

Wirkungen: Lockert und fördert die Entspannung, kräftigt gleichzeitig die Beine und verbessert die Beweglichkeit.
Vorsicht: Lassen Sie das angewinkelte Knie nicht einwärts fallen. Es steht immer über den Zehen.

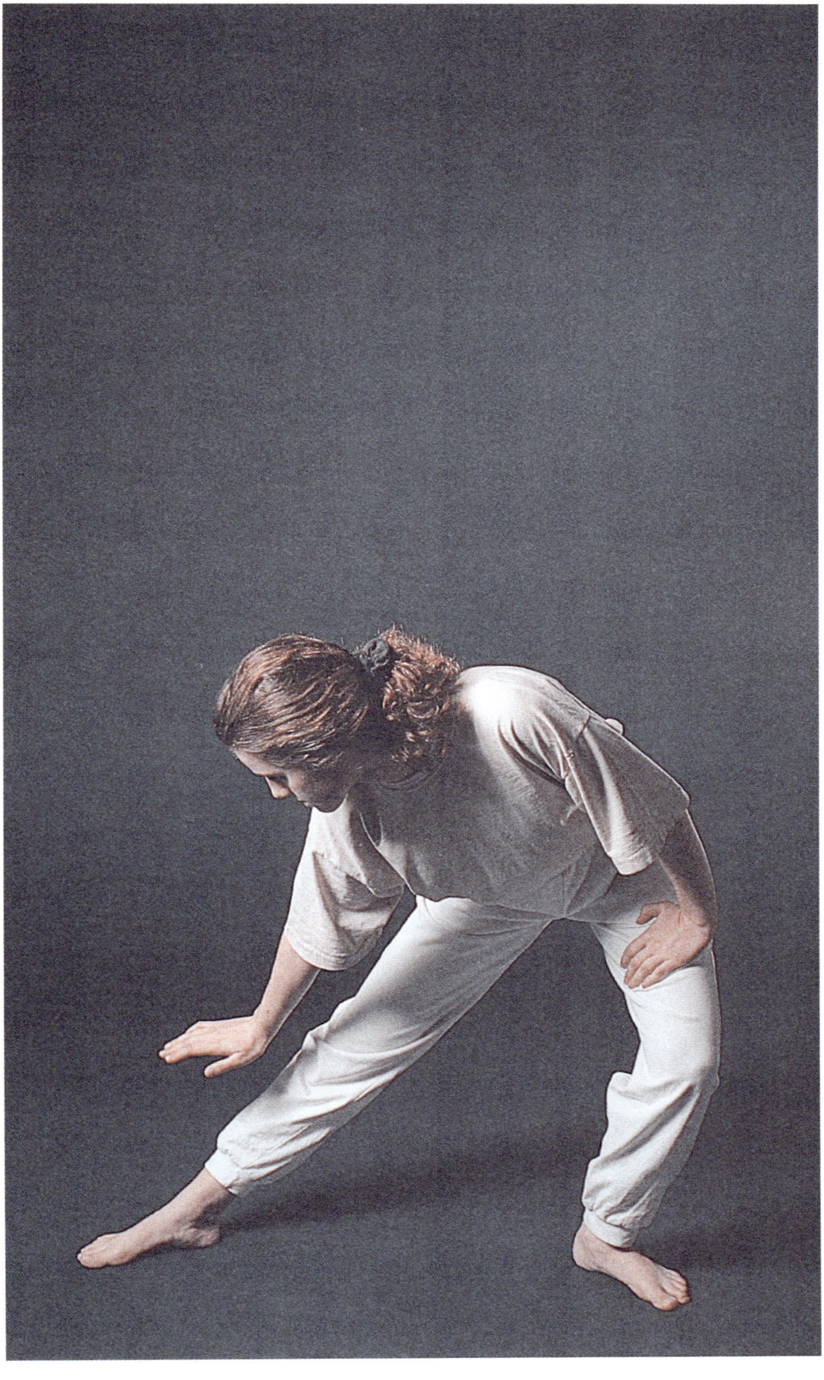

Abbildung 47

Der Affe

Der Affe ist äußerst geschickt und beweglich. Bleiben Sie bei dieser Übung locker. Stellen Sie sich vor, wie sich der Affe verspielt bewegt.

Stellen Sie sich locker hin; die Beine stehen dicht nebeneinander, und die Arme hängen entspannt an der Seite. Schütteln Sie Ihren ganzen Körper einige Male kräftig durch. Atmen Sie dabei kräftig ein und aus.

Mit einer Einatmung verlagern Sie Ihr Gewicht ganz auf das linke Bein, heben den rechten Fuß ein wenig vom Boden und setzen ihn überkreuzt vor den linken Fuß. Beim Heben des Fußes ziehen Sie zunächst die Ferse hoch und rollen über die Zehen ab; die Zehen setzen dann als erstes auf und rollen den Fuß ab, bis die ganze Sohle wieder den Boden berührt. Anschließend belasten Sie beide Beine gleichmäßig.

Gleichzeitig schwingen Sie die Arme kreisförmig zur Seite und nach oben, über Schulterhöhe. Dabei drehen Sie die Handinnenflächen nach oben.

Mit der Ausatmung schließen Sie die Hände zu lockeren Fäusten (48) und bewegen sie auf einer Kreisbahn: zuerst nach unten, dann zur Mitte, dann nach oben, bis sich die Fäuste auf Augenhöhe berühren. Sie blicken nun auf Ihre Daumen.

Atmen Sie weiter aus, und drehen Sie den Kopf langsam nach links. Gehen Sie dabei in die Hocke, und öffnen Sie Ihre Hände. Die Fingerspitzen zeigen nun nach oben und befinden sich in Stirnhöhe.

Schließen und öffnen Sie Ihre Augen fünfmal, während Sie Ihre Arme nach vorne bewegen.

Atmen Sie ein, und stellen Sie sich wieder auf. Sie verlagern Ihr Gewicht ganz auf das rechte Bein, heben das linke Bein und führen es auf einer Kreisbahn erst hinter, dann vor dem rechten Bein vorbei und setzen es überkreuzt auf. Wiederholen Sie nun die Übung auf der anderen Seite.

Wirkungen: Die Übung verbessert die Koordination und die Geschicklichkeit. Sie fördert die geistig-seelische Entspannung.

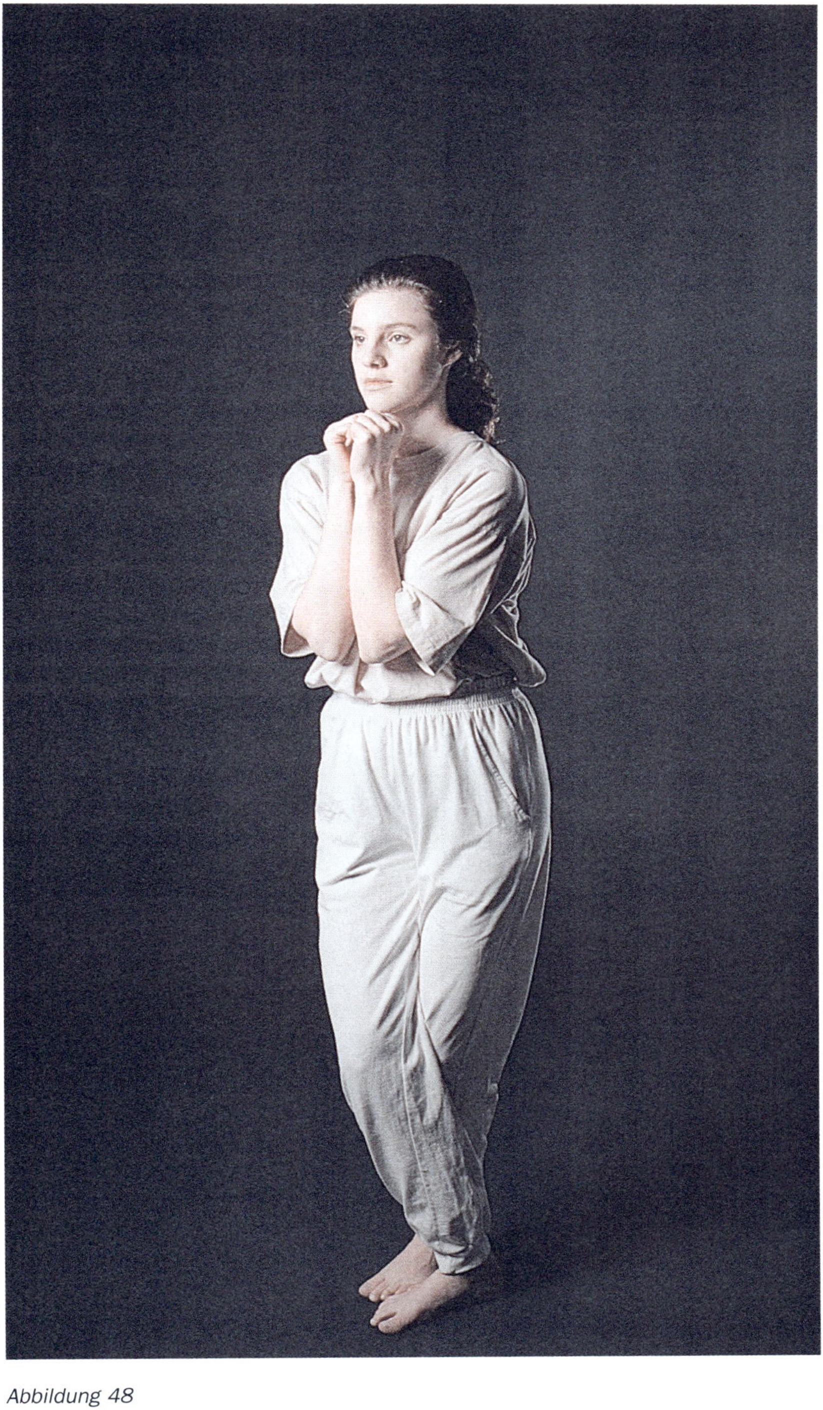

Abbildung 48

Der Bär

Der Bär bewegt sich ruhig und voller Kraft und Selbstvertrauen. Eignen Sie sich bei dieser Übung die Eigenschaften des Bären an; führen Sie die Übung sehr langsam und kraftvoll aus.

Stehen Sie locker und entspannt, die Füße etwa schulterbreit auseinander. Atmen Sie dreimal tief ein und aus; gehen Sie beim Einatmen etwas in die Knie und beim Ausatmen wieder ein wenig nach oben.

Mit der folgenden Einatmung verlagern Sie Ihr Gewicht ganz auf das linke Bein und gehen mit dem rechten Bein einen Schritt nach vorne. Sie setzen die Ferse zuerst auf. Gleichzeitig winkeln Sie die Arme leicht an, lassen sie aber dicht am Körper. Die Handinnenflächen weisen nach unten.

Atmen Sie aus, und schieben Sie die rechte Hand nach vorne unten, während Sie Ihr Gewicht langsam auf das rechte Bein verlagern. Schließlich ist das Gewicht gleichmäßig auf beide Beine verteilt. Beugen Sie leicht Ihre Knie. (49)

Beim Einatmen belasten Sie nun Ihr rechtes Bein mit Ihrem ganzen Gewicht und heben die Ferse des linken Fußes etwas an.

Bei der folgenden Ausatmung drehen Sie den Körper aus der Hüfte nach links, heben den linken Fuß und setzen die Ferse an die Stelle, an der zuvor die Zehen waren. Verlagern Sie Ihr Gewicht ganz auf das linke Bein, und stellen Sie das rechte Bein neben das linke. Dabei ziehen Sie auch den ausgestreckten rechten Arm wieder neben die Hüfte. Wiederholen Sie die Übung nun auf der anderen Seite.

Bei der Übung machen Sie also erst einen Schritt vorwärts, wenden sich dann nach links und stehen schließlich wieder in der Ausgangsposition, nur um 90 Grad nach links gedreht. Nach der Wiederholung zur anderen Seite blicken Sie dann wieder in die ursprüngliche Richtung.

Wirkungen: »Der Bär« stärkt das Selbstvertrauen und verbessert die Funktion aller inneren Organe. Die Übung kräftigt vor allem das Nervensystem.

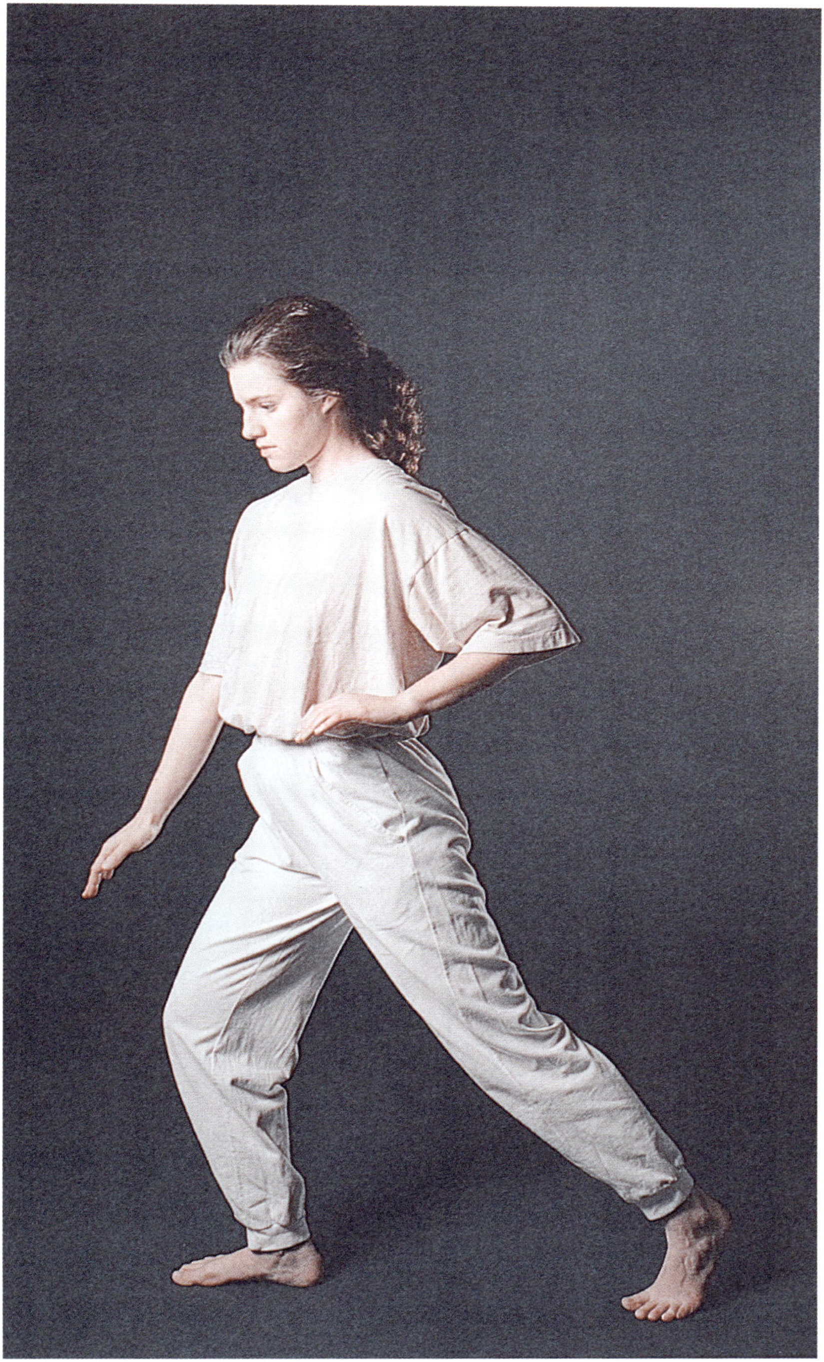

Abbildung 49

Der Kranich

Der Kranich bereitet sich auf den anstrengenden Flug vor. Von ihm wird eine gute Ausdauer gefordert. Die Übung »Der Kranich« stärkt das Durchhaltevermögen – körperlich wie auch geistig.

Stellen Sie sich gerade und entspannt hin. Ihre Füße stehen ungefähr schulterbreit auseinander. Schütteln Sie Ihre Hände und Füße, und atmen Sie dreimal tief ein und aus.

Beim Einatmen verlagern Sie Ihr Gewicht auf das linke Bein, beugen es ein wenig und setzen den rechten Fuß mit den Zehen voran einen sehr kleinen Schritt vorwärts. Er berührt den Boden nur ganz sacht, wird also nicht belastet.

Gleichzeitig heben Sie Ihre Arme seitlich, bis die Hände sich in Höhe Ihrer Ohren befinden. Dabei bleiben die Hände in den Handgelenken locker, und die Finger zeigen zum Boden.

Beim Ausatmen senken Sie Ihre Arme wieder. Stellen Sie sich vor, Sie seien ein Kranich, der mit den Flügeln abwärts schlägt: Die Außenspitzen Ihrer »Flügel«, also die Finger, bewegen sich leicht nach oben, während die Arme sinken.

Gleichzeitig beugen Sie das linke Bein. Das rechte, unbelastete Bein gleitet auf dem Boden nach vorne. (50)

Wenn die Hände wieder neben den Hüften angekommen sind, atmen Sie ein, belasten das rechte Bein und setzen den linken Fuß soweit vor, daß er kurz vor dem rechten den Boden berührt. Wiederholen Sie nun die Übung auf der anderen Seite.

Mit jeder Wiederholung tun Sie also einen Schritt nach vorne. Ist Ihr Übungsraum klein, ändern Sie beim Vorwärtsgleiten die Richtung geringfügig, so daß Sie eine Kreisbahn beschreiben.

Wirkungen: Die Übung stärkt Kreislauf und Lunge. Sie reguliert den Blutdruck.

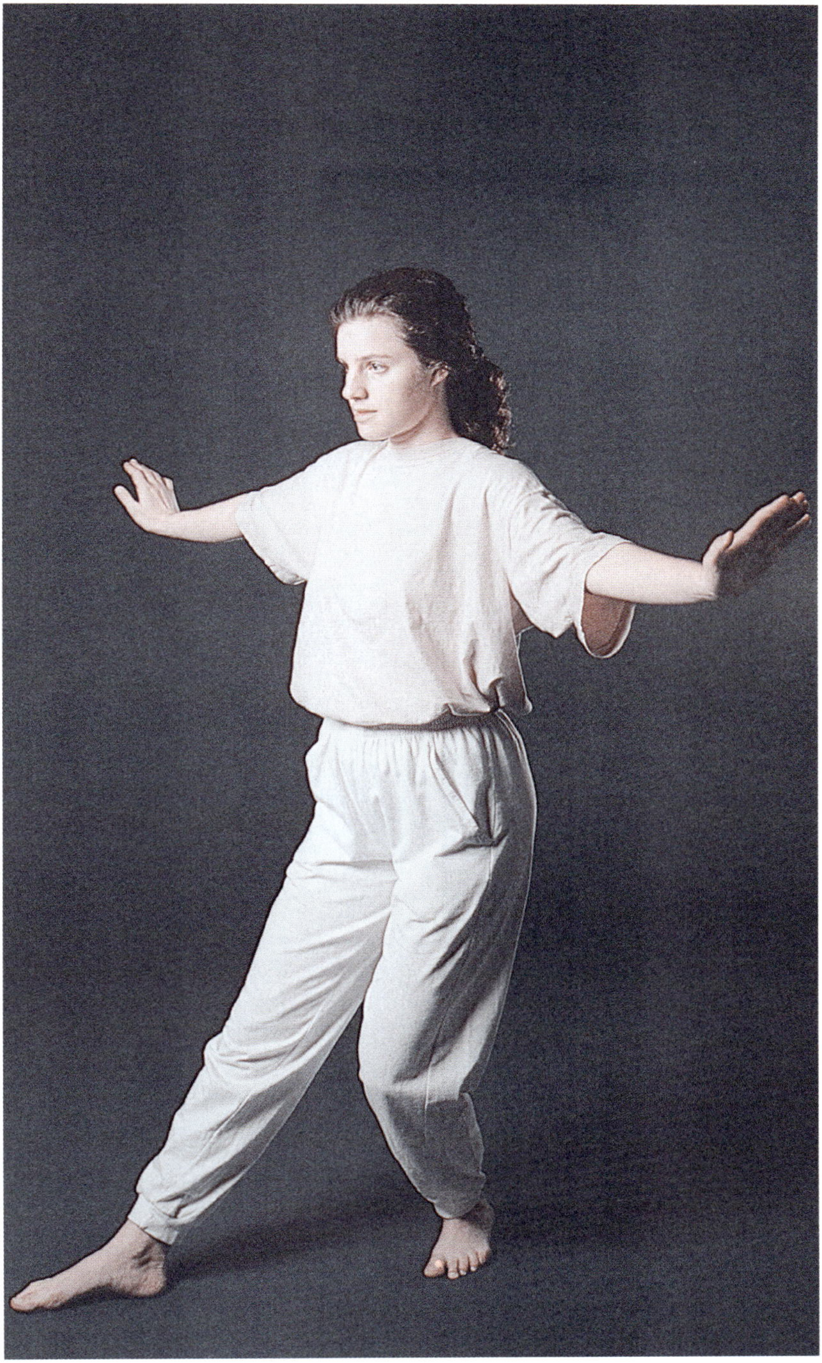

Abbildung 50

Qi Gong *easy* im Alltag

Qi Gong *easy* bei Beschwerden

Sehstörungen

Gäbe es keine Brillen, wäre wohl ein Großteil der Bevölkerung kaum in der Lage, Auto zu fahren, zu lesen oder fernzusehen. Wie ist es zu erklären, daß Sehschwächen geradezu eine Volkskrankheit geworden sind?

Die meisten Formen der Sehschwäche und sogar viele Augenkrankheiten sind auf Verspannungen, schlechte Sehgewohnheiten und einen Mangel an Energie zurückzuführen. Es mag angesichts der vielen Brillenträger unglaublich klingen: aber tatsächlich könnten etwa die Hälfte aller Brillenträger wieder normal sehen und die andere Hälfte ihre Sehkraft entscheidend verbessern.

Eine Qi-Gong-Therapie der Sehstörungen wurde vor etwa zehn Jahren in China entwickelt. Für die Anwendung muß jedoch ein erfahrener Qi-Gong-Therapeut hinzugezogen werden.

Aber die alltäglichen Verspannungen der Augenmuskulatur, die im Laufe der Zeit zu Augenproblemen bis hin zum Star führen, können Sie leicht mit einigen ausgewählten Qi Gong *easy*-Techniken lindern.
1) Die Erde wenden (Ernteübungen)
2) Der Affe (Die Fünf Tiere)
3) Den Bogen spannen (Acht-Seidenweber-Übungen)
4) Die Augen erwärmen (Fünf kleine Qi-Gong-Übungen)

Tips für den Alltag:
- Sehen Sie weniger fern! Fernsehen behindert die Augen bei ihrer natürlichen Bewegung.
- Wechseln Sie öfter den Blickpunkt von der Nähe in die Ferne! Dadurch trainieren Sie Ihre Augenmuskulatur.
- Schließen Sie ab und zu Ihre Augen, und wärmen Sie sie mit Ihren Handflächen. Dadurch lösen sich Verspannungen.

Depressionen

Wohl niemand ist sein ganzes Leben lang von morgens bis abends ununterbrochen glücklich. Wir alle haben Zeiten, in denen wir traurig und niedergeschlagen sind.

Oft wissen wir sehr gut warum: Ein geliebter Mensch ist gestorben, man ist arbeitslos geworden, oder man hat einmal wieder eine deprimierende Nachrichtensendung gesehen. Mitunter überkommt uns auch eine Niedergeschlagenheit scheinbar ohne Grund.

In der psychologischen Medizin wird der Begriff »Depression« enger verwendet: Er bezeichnet eine schwere psychische Erkrankung, die durch extreme Trauer und Selbstmordgedanken – oft ohne erkennbaren Anlaß – gekennzeichnet ist. Eine solche Depression muß von einem erfahrenen Arzt oder einem Psychotherapeuten behandelt werden.

Leichtere Depressionen und Trauergefühle können Sie eventuell mit Qi Gong *easy* überwinden oder zumindest besser in den Griff bekommen. Die Übungen heben die Vitalität bei Antriebslosigkeit. Die bewußte Konzentration vertreibt negative Gedanken, und die vertiefte Atmung hebt die Stimmung. Es wird Ihnen nun leichter fallen, die Probleme anzupacken.

1. Pressen und Ziehen (Fünf kleine Qi-Gong-Übungen)
2. Der Bär (Die Fünf Tiere)
3. Sich auf den Fersen erheben (Acht-Seidenweber-Übungen)
4. Mit den Fäusten stoßen (Acht-Seidenweber-Übungen)

Tips für den Alltag:

- Suchen Sie nach Lösungen für Ihre Probleme. Verharren Sie nicht in Passivität – werden Sie aktiv!
- Die Körperhaltung beeinflußt Ihre Gefühle! Richten Sie Ihren Rücken auf, und atmen Sie tief durch.
- Versuchen Sie zu lächeln, auch wenn Ihnen gerade nicht danach zumute ist. Diese einfache Übung hat erstaunliche Auswirkungen!

Kopfschmerzen

Hinter dem allseits bekannten Phänomen »Kopfschmerzen« verbergen sich die verschiedensten Ursachen: Bluthochdruck, Alkoholkater, Magenerkrankungen, Durchblutungsstörungen, Verspannungen der Nackenmuskeln oder auch psychische Probleme.

Ein von Kopfschmerzen geplagter Mensch ist meist überfordert, die Ursache herauszufinden. Darum greift er zu Schmerztabletten, die auf die Dauer nicht gerade die Gesundheit fördern. Andere wiederum sind strikt gegen Tabletten und ertragen die Schmerzen – aber damit ist ihnen nicht geholfen! Schmerzen schwächen das Immunsystem und führen zum Aufbau von Verspannungen.

Auch die Ärzte sind hilflos. Zu vielfältig sind die möglichen Ursachen, und es bleibt das einfachste, Pillen zu verschreiben.

Bei Kopfschmerzen kann Qi Gong besonders hilfreich sein; denn Qi Gong beseitigt nicht einzelne Ursachen von Erkrankungen, sondern stellt die Harmonie des gesamten Organismus wieder her. Dies ist bei Kopfschmerzen, die meist mehrere Ursachen haben, besonders sinnvoll.

Die folgenden Qi Gong *easy*-Übungen haben sich bei Kopfschmerzen als besonders wirksam erwiesen:
1. Gegen die Erde drücken (Ernte-Übungen)
2. Himmel und Erde drücken (Acht-Seidenweber-Übungen)
3. Über die Schulter blicken (Acht-Seidenweber-Übungen)
4. Die Augen erwärmen (Fünf kleine Qi-Gong-Übungen)

Tips für den Alltag:
- Zögern Sie die Einnahme von Schmerzmitteln hinaus, und versuchen Sie, durch Qi Gong *easy* Spannungen zu lösen.
- Leiden Sie nicht unnötig! Schmerzen sind ungesund. Nur: Tabletten allein helfen auch nicht, die Probleme zu lösen.
- Wenn Sie oft unter Kopfschmerzen leiden, überdenken Sie Ihre Lebensgewohnheiten! Viel Fernsehen, Rauchen, Alkohol und zuviel Fleisch bilden häufig einen wesentlichen Anteil der Ursachen für Kopfschmerzen.

Müdigkeit

Sicherlich ging es Ihnen auch schon einmal so, daß Sie den ganzen Tag über müde und ohne Schwung waren – und dies, obwohl Sie eigentlich ausgeschlafen hatten. Manchmal ziehen sich solche Müdigkeitsphasen über mehrere Tage oder gar Wochen hin.

Solche Perioden sind an und für sich nichts Unnatürliches – man denke nur an die verbreitete »Frühjahrsmüdigkeit«. Doch der Alltag in unserer Kultur verlangt von uns, jeden Tag fit und bereit zur Arbeit zu sein. Manchmal weist eine fortdauernde Mattigkeit auf Vitaminmangel, auf eine latente Infektion oder auf zu niedrigen Blutdruck hin. Auf jeden Fall ist eine ungewollte Müdigkeit lästig.

Mit Qi Gong *easy* wird es Ihnen leichter fallen, solche Phasen zu überwinden. Für die Wirkung von Qi Gong ist es gleichgültig, welche Ursache dem Problem zugrunde liegt. Im Hinblick auf Ihre Lebensweise sollten Sie dennoch darüber nachdenken, was die Müdigkeit ausgelöst haben könnte. Haben Sie zuviel Streß? Bewegen Sie sich ausreichend? Ernähren Sie sich vernünftig?

Mit den folgenden Qi Gong *easy*-Übungen werden Sie sich schnell wieder munter fühlen:
1. Die Ernte nach Hause tragen (Ernte-Übungen)
2. Das Korn dreschen (Ernte-Übungen)
3. Zu den Zehen fassen (Acht-Seidenweber-Übungen)
4. Mit den Fersen treten (Fünf kleine Qi-Gong-Übungen)

Tips für den Alltag:
- Ein Morgenkaffee ist etwas Schönes, aber Sie sollten sich nicht von diesem morgendlichen Wachmacher abhängig machen. Versuchen Sie zunächst, durch Qi Gong *easy* in Gang zu kommen.
- Wenn Sie spüren, daß die Müdigkeit Sie überkommt, atmen Sie dreimal tief ein und aus. Stellen Sie sich vor, daß Sie bei jeder Ausatmung Müdigkeit abgeben.
- Gehen Sie nicht zu früh ins Bett, und stehen Sie nicht zu spät auf. Wichtiger als die Dauer ist die Regelmäßigkeit des Schlafes.
- Schlafen Sie nicht übermäßig lange! Zu langes Schlafen macht erst recht müde, da der Kreislauf »heruntergefahren« wird!

Schlaflosigkeit

Manchmal ist man so »aufgedreht«, daß man einfach nicht schlafen kann. Noch öfter aber findet man vor lauter Sorgen keinen Schlaf. Die Gedanken drehen sich unaufhörlich im Kreis. Man ist müde, kann aber beim besten Willen nicht einschlafen.

Schlaflosigkeit ist ein großes Problem. Nicht nur der Körper braucht Erholung, sondern auch der Geist. Konzentrationsschwäche, Depressionen und Aggressionen können Folgen von mangelndem Schlaf sein.

Schlaftabletten sind in seltenen Ausnahmefällen und für kurze Zeit eine Lösung. Wenn sich der Körper an die Schlafmittel gewöhnt, verlieren sie ihre Wirksamkeit. Besser sind da schon die altbekannten Hausmittel wie warme Milch mit Honig oder eine Wärmflasche an den Füßen.

In erster Linie geht es aber darum, die ständig kreisenden Gedanken abzuschalten. Dabei helfen konzentrative Meditationstechniken, Autogenes Training oder psychologische »Tricks«. Ein solcher »Trick« besteht beispielsweise darin, sich vorzunehmen, *genau* zu jeder vollen Stunde aufzuschreiben, was einem gerade durch den Kopf geht: Dadurch werden lästige Gedanken fixiert, und man kommt zur Ruhe.

Die folgenden Qi Gong *easy*-Übungen sind oft hilfreich:
1. Das Aufladen der Ernte (Ernte-Übungen)
2. Das Mehl mahlen (Ernte-Übungen)
3. Den Körper kreisen lassen (Acht-Seidenweber-Übungen)
4. Der Berg (Fünf kleine Qi Gong-Übungen)

Tips für den Alltag:
- Machen Sie sich keine Sorgen, wenn Sie wenig schlafen. Nehmen Sie sich etwas Interessantes vor, wenn Sie nicht schlafen.
- Führen Sie ein Schlaftagebuch!
- Greifen Sie nur im Notfall und für höchstens drei aufeinanderfolgende Tage zu Schlaftabletten!

Verdauungsbeschwerden

Wenn wir Probleme mit der Verdauung haben, denken wir zunächst meist an falsche Ernährung. Das ist auch nicht abwegig. Der Durchschnittseuropäer und -amerikaner ißt zu viel und zu fett. Doch gibt es Völker, die noch viel »ungesünder« essen, aber kaum an Verdauungsbeschwerden leiden.

Mindestens zwei weitere Gründe führen bei so vielen Menschen in unserem Kulturkreis zu Übergewicht und Verdauungsbeschwerden. Der erste Grund besteht in der sitzenden Lebensweise. Sie ist bei uns die Regel und geht mit chronischem Bewegungsmangel einher. Der zweite Grund liegt in unserer Gefühlswelt: Immer mehr Menschen leiden unter Streß, sind einsam und isoliert oder unterdrücken ihre Gefühle.

Diese Verhaltensweisen sind die Hauptursache von Verdauungsbeschwerden. Mit der seelischen »Verkrampfung« kommt es auch zu einer körperlichen Verkrampfung – wir können unsere Sinneseindrücke, Gefühle und unser Essen nicht richtig »verdauen«. Kommt jetzt Bewegungsmangel hinzu – der übrigens auch unser Gefühlsleben beeinträchtigt! –, sind Verdauungsbeschwerden vorprogrammiert.

Mit Qi Gong *easy* können Sie nicht nur Ihre Verdauung harmonisieren, sondern auch Ihre verborgenen und unterdrückten Emotionen besser verarbeiten – Qi Gong allein ist allerdings nicht ausreichend; Sie sollten Ihre Lebenssituation und Ihre Lebensweise überdenken.

Die folgenden vier Qi Gong *easy*-Übungen sind bei Verdauungsbeschwerden eine gute Hilfe:
1. Das Getreide säen (Ernte-Übungen)
2. Den Teig kneten (Ernte-Übungen)
3. Den Himmel halten (Acht-Seidenweber-Übungen)
4. Der Reiher fängt den Fisch (Fünf kleine Qi Gong-Übungen)

Tips für den Alltag:
- Beachten Sie Ihre Gefühle!
- Drücken Sie Ihre Gefühle aus – zum Beispiel in einem Tagebuch!
- Bewegen Sie sich ausreichend, und achten Sie auf eine gesunde Ernährung.

Ohne Streß durch den Alltag mit Qi Gong *easy*

Das Symptom »Streß« ist geradezu charakteristisch für unsere hektische Zeit. Man muß schon suchen, um Menschen zu finden, die sich nicht gestreßt fühlen.

Streß ist überdies gesundheitsschädigend. Das Immunsystem wird geschwächt, man wird anfälliger für Infektionskrankheiten, und es dauert länger, bis eine Krankheit überwunden ist. Hoher Streß kann zu Organschäden führen: Magengeschwüre, Bluthochdruck, Herzbeschwerden oder Migräne entwickeln sich.

Der Streß beginnt schon in der Schule: Von den Kindern wird immer mehr verlangt, sie sitzen länger in der Schule und haben weniger Ausgleich durch körperliche Aktivitäten, durch die sie den Streß wieder ableiten könnten. Auszubildende und Studenten sehen mit Schrecken dem Ende ihrer Ausbildung entgegen, der Zeit, in der der Kampf um den Arbeitsplatz beginnt. Ist der Arbeitsplatz gesichert, muß Leistung erbracht werden; der stetige Druck führt zu Streß. Hat man – was ja leider nicht mehr selten ist – erst gar keinen Arbeitsplatz bekommen, oder verliert ihn wieder, ist man natürlich erst recht gestreßt.
Es scheint, als könne man dem alltäglichen Streß überhaupt nicht entrinnen, so allgegenwärtig ist er.

Doch Wohlbefinden und Harmonie kommen nur zu einem Teil von außen. Je schwieriger die Umweltbedingungen, beispielsweise bei Hunger oder Krieg, um so mehr ist Streß eine Folge dieser äußeren Bedingungen. Doch ein großer Teil des Stresses, den wir erleben, kommt von innen.

Das soll gewiß nicht heißen, unsere Streßgefühle seien eingebildet, oder wir alle seien wehleidig. Wir können jedoch gegen den Streß etwas unternehmen – von innen her. Die Streßgefühle sind ja nicht außen, sondern in uns. Die äußeren Umstände bleiben zwar auch dann unangenehm, aber sie belasten uns nicht mehr, und wir sind dann auch eher in der Lage, gegen widrige Umstände etwas zu unternehmen.

Atmen gegen Streß

Streß zu bewältigen ist leichter, als man denkt. Mit Qi Gong *easy* haben Sie ein Mittel zur Hand, den Streß zu regulieren und damit Ihre Gesundheit und Ihre Zufriedenheit im Alltag zu verbessern.

Insbesondere die bewußte Atmung ist ein hervorragendes Mittel, Streßgefühle zu lindern.

Tiefe Atmung bewirkt nahezu automatisch Entspannung. Bei tiefer Bauchatmung dehnen sich die Bauchmuskeln beim Einatmen passiv, und bei der folgenden Ausatmung entspannen sie sich. Verspannungen in anderen Bereichen des Körpers lösen sich bei entspanntem Bauch.

Probieren Sie es einmal aus! Konzentrieren Sie sich auf Ihren Bauch. Spannen Sie Ihre Bauchmuskeln an, und entspannen Sie sich wieder. Versuchen Sie jetzt, irgendeinen anderen Körperteil anzuspannen und dabei den Bauch locker zu lassen. Sie werden feststellen, daß Sie sich gut konzentrieren müssen, dabei nicht auch den Bauch anzuspannen.

Ein zweiter Grund für den Streßabbau bei vertiefter Atmung liegt in der Wirkung des Sauerstoffs. Wenn Sie tief atmen, nehmen Sie viel Sauerstoff auf. Er belebt ihre Organe, insbesondere das Gehirn.

Der verlangsamte Rhythmus einer tieferen Atmung läßt Sie darüber hinaus eher zur Ruhe kommen. Wenn Sie Qi Gong *easy* ausüben – und sei es auch nur in der Vorstellung –, wird die Atmung von selbst harmonisch, ruhig und langsam. So kann sich eine entspannte Haltung entwickeln.

Lenken Sie die Energie, wohin Sie wollen!

Das Bewegen des Qi, der Lebensenergie, ist ein wichtiges Merkmal von Qi Gong und anderen östlichen Übungen. Die Bewegungen der Qi Gong *easy*-Übungen fördern die harmonische Verteilung der Energie.

Bei den Übungen haben Sie den »Atem« nicht nur bewußt verfolgt, sondern ihn auch bewußt gelenkt. Die bewußte Konzentration der Energie auf bestimmte Stellen hat erstaunliche Wirkungen: Die Haut der Körperteile, auf die Sie die Energie lenken, erwärmt sich leicht, Muskeln entspannen sich, und Schmerzen verschwinden.

In China – und zunehmend in Amerika – werden Energielenkungstechniken sogar in der Krebstherapie eingesetzt; zum Teil mit erstaunlichen Ergebnissen. Patienten lernten, Ihre Energie auf die Krebszellen zu lenken und sie sozusagen mit ihrer Vorstellungskraft zu vernichten. Das mag zunächst unglaublich klingen. Doch wenn man weiß, daß man durch die Konzentration auf bestimmte Körperstellen Temperatur, Hautwiderstand oder die Durchblutung beeinflussen kann, werden diese sensationellen Erfolge verständlich.

Auch Sie können durch Ihre Vorstellungskraft die Energie lenken, wohin Sie wollen! Bei einiger Übung können Sie bald leichte Beschwerden lindern.

Wenn Sie Verspannungen spüren – lenken Sie die Energie an diese Stelle: Beim Einatmen fließt die Energie an den gewünschten Ort, beim Ausatmen fließt die Spannung aus den entsprechenden Muskeln, während die Energie und die Vitalität bleiben.

Wenn Ihnen Kraft fehlt – lenken Sie die Energie dorthin: Beim Einatmen fließt die Energie an diese Stelle und lädt sie mit Kraft auf, beim Ausatmen verteilt sich die Energie.

Wenn Sie Schmerzen haben – lenken Sie die Energie in den Schmerz: Beim Einatmen fließt die Energie an die schmerzende Stelle, umhüllt den Schmerz mit einer Kugel aus Licht (stellen Sie sich das wirklich bildlich vor!) und absorbiert den Schmerz, der beim Ausatmen abgegeben wird.

Sie können mit der Energielenkung durch Qi Gong *easy* Erstaunliches bewirken: Probieren Sie es!

Leistungssteigerung mit Qi Gong *easy*

Unsere Gesellschaft ist geprägt von dem Begriff »Leistung«. Im Arbeitsleben, in der Schule, im Sport, ja oft sogar im persönlichen Bereich müssen wir Leistungen erbringen.

Doch nicht jeder hat die gleiche »Energie« zur Verfügung. Diejenigen, die stets voller Tatendrang und Elan sind, haben es möglicherweise nicht leicht, zur Ruhe zu kommen, und »powern sich aus«. Doch auch wenn Sie nicht zu diesen Extremgruppen gehören, können Sie mit Qi Gong *easy* Ihr Energieniveau und Ihre Leistung erhöhen und sich dabei in Harmonie fühlen.

Leistungen körperlicher oder intellektueller Art, aber auch kreative Leistungen und Leistungen im persönlichen und emotionalen Bereich verbessern sich durch Qi Gong *easy* in relativ kurzer Zeit – ein bis zwei Monaten – deutlich.

Nehmen Sie sich ein kurzes Qi Gong *easy*-Programm vor – beispielsweise das auf dem Faltblatt dieses Buches –, und beginnen Sie in der ersten Woche mit zweimal 5–10 Minuten täglich. Führen Sie dabei jede Einzelübung ein- bis zweimal durch, und wiederholen Sie dann innerhalb Ihres Zeitrahmens die Übungsfolge. In der zweiten Woche steigern Sie die Wiederholungen auf drei- bis viermal, in der dritten Woche auf fünfmal.

Spätestens nach der dritten Woche werden Sie deutliche Verbesserungen Ihrer Leistungsfähigkeit bemerken.

Die östlichen Philosophien sehen ein Ziel nicht im Stillstand – der Weg ist das Ziel. Nach einer Weile wird Ihnen Qi Gong *easy* zu einer lieben Gewohnheit werden. Qi Gong wird Sie Ihr Leben lang begleiten. Immer wieder – selbst nach Jahren – werden Sie noch Fortschritte bemerken.

Viel Erfolg und Spaß mit Qi Gong *easy* wünschen Ihnen

Aljoscha A. Schwarz und Ronald P. Schweppe

Literatur

Bischko, J.: Einführung in die Akupunktur. Haug, Heidelberg

Bruker, M. O.: Gesund durch richtiges Essen. Goldmann, München

Chiao, Kuo-Jui: Qi Gong-Yangsheng. ML Verlag, Uelzen

Duke, Marc: Akupunktur – Chinas heilende Nadeln. Suhrkamp, Frankfurt

Dürckheim, Karlfried Graf: Übung des Leibes. Lurz, München

Feldenkrais, M.: Bewußtheit durch Bewegung. Insel, Frankfurt

Kobayashi, Toyo/Kobayashi, Petra: T'ai Chi Ch'uan. Irisiana, München

Kushi, Michio: Orientalische Diagnose. Pala, Schaafheim

Leadbeater, C. W.: Die Chakras. Bauer, Freiburg

Lodes, H.: Atme richtig. Goldmann, München

Lysbeth, André van: Yoga für Menschen von heute. Bertelsmann, Gütersloh

Mulford, Prentice: Unserer Seele Kraft. Hyperion, Freiburg

Reid, Howard: Wege zur Harmonie. Mosaik, München

Schwarz, A. A./Schweppe, R. P./Pfau, W. M.: Wyda – die Kraft der Druiden. Bauer, Freiburg

Schwarz, A. A./Schweppe, R. P.: Aurea – The Road to Paradise. (CD mit Meditationsmusik.) Integral, Wessobrunn

Schwarz, A. A./Schweppe, R. P.: Entspannung und Persönlichkeit. Mosaik, München

Schwarz, A. A./Schweppe, R. P.: Der andere Weg zum Erfolg. Humboldt, München

Schwarz, A. A., Schweppe, R. P.: Reflexzonenmassage für Gesundheit und Wohlbefinden. Aurum, Braunschweig

Schwarz, A. A., Schweppe, R. P.: Die Ganzheitliche Rückenschule. Aurum, Braunschweig

Smullyan, R.: This Book Needs no Title. Prentice-Hall

Suzuki, D. T.: Der westliche und der östliche Weg. Ullstein, Frankfurt

Weitere humboldt-Ratgeber aus dem Themenbereich Gesundheit & Medizin

Entspannung

Autogenes Training. Der Weg zur inneren Ruhe	*ht 336*
Entspannungs-Training	*ht 430*
Entspannungstraining: Trainingskurs mit Cassette	*ht 809*
Selbsthilfe durch Autogenes Training	*ht 466*
Autogenes Training und Meditation	*ht 510*
Entspannungsgymnastik für Hals und Schultern	*ht 761*
Das große Buch der Entspannungstechniken	*ht 923*
Yoga easy	*ht 955*
T'ai Chi easy	*ht 956*

Ernährung

Diät für Diabetiker	*ht 257*
Heilfasten = gesund + schlank	*ht 407*
Diabetiker-Backbuch	*ht 570*
Schluß mit dem Diät-Streß!	*ht 674*
Schach dem Schmerz!	
Mit richtiger Ernährung gegen chronische Schmerzen	*ht 709*
Was ist heute noch gesund?	*ht 725*
Ernährung sportiv	*ht 950*

Gymnastik

Schwangerschafts-Gymnastik	*ht 468*
Fit und gesund mit Wassergymnastik	*ht 633*
Gymnastik bei Bandscheibenschäden	*ht 647*
Fit durch isometrische Übungen	*ht 684*

Yoga

Das ist Yoga!	*ht 082*
Yoga für Frauen	*ht 588*
Das große Yoga-Buch	*ht 943*

Qi Gong *easy* – Überblick*

- Üben Sie mäßig, aber regelmäßig!
  Üben Sie täglich. Zehn bis fünfzehn Minuten abends und morgens genügen.
- Sorgen Sie für ungestörtes Üben!
  Stellen Sie das Telefon ab, und wählen Sie eine Zeit, in der Sie ungestört sind.
- Schaffen Sie sich eine harmonische Atmosphäre!
  Sorgen Sie für gute Luft, angenehme Temperatur und sanfte Beleuchtung.
- Üben Sie nicht mit vollem Magen!
  Essen Sie zwei Stunden vor und eine halbe Stunde nach dem Üben nicht.
- Überanstrengen Sie sich nicht!
  Wenn das Üben anstrengend wird, sollten Sie aufhören.
- Wenn Sie üben, üben Sie konzentriert!
  Falls Ihre Gedanken abschweifen, kehren Sie wieder zur Übung zurück.
- Folgen Sie Ihrem Atem!
  Achten Sie stets auf Ihre Atmung. Der Atem ist der Motor der Bewegung.
- Üben Sie langsam!
  Je langsamer Sie die Übungen machen, desto besser wirken sie.
- Üben Sie Qi Gong *easy* mit einem »Inneren Lächeln«!

Ein tägliches Grundprogramm für Gesundheit und Fitneß

Die folgenden fünf Übungen finden Sie auf den Seiten 20 bis 29 genau beschrieben.

Üben Sie diese kleine Übungsreihe täglich zweimal. Schon nach wenigen Tagen werden Sie die ersten Erfolge bemerken. Am besten gleich nach dem Aufstehen und abends kurz vor dem Schlafengehen.
Machen Sie jede Übung einmal rechts und einmal links. Wenn Sie alle fünf Übungen gemacht haben, beginnen Sie von vorne. Auf diese Weise können Sie die Wirkung steigern und Ihren Bedürfnissen anpassen.

Mit den Fersen treten [Foto 2]
  Einatmen: Fuß heben/Ausatmen: Fäuste machen und Bein strecken
Pressen und Ziehen [Foto 4]
  Einatmen: Hände heben/Ausatmen: Gegeneinander drücken/Einatmen: Spannung lösen/Ausatmen: Hände auseinanderziehen
Der Reiher fängt den Fisch [Foto 6]
  Einatmen: Hände hinter den Rücken/Ausatmen: Arme hochziehen/Einatmen: Seitlich vorbeugen/Ausatmen: Spannung lösen
Der Berg [Foto 8]
  Einatmen: Arme seitlich haben/Ausatmen: »mm« summen
Die Augen erwärmen [Foto 10]
  Hände aneinander reiben und vor die Augen führen

* zum Herausnehmen und Aufhängen!

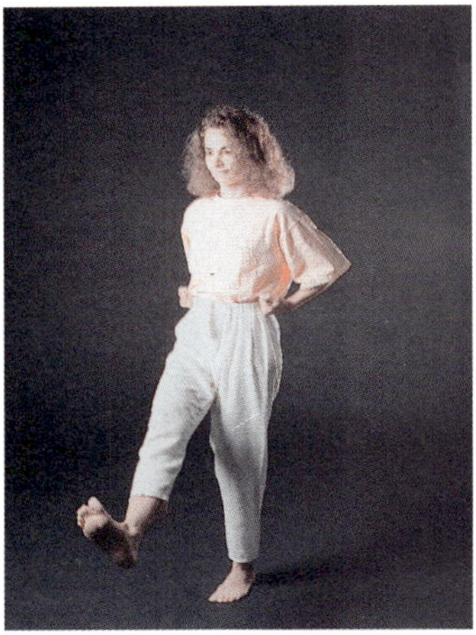
2

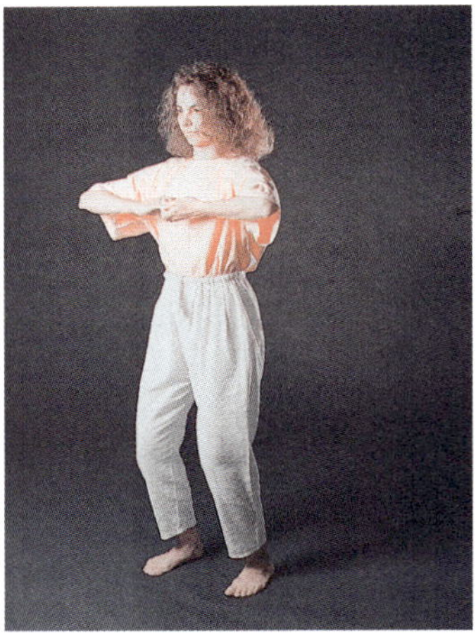
4

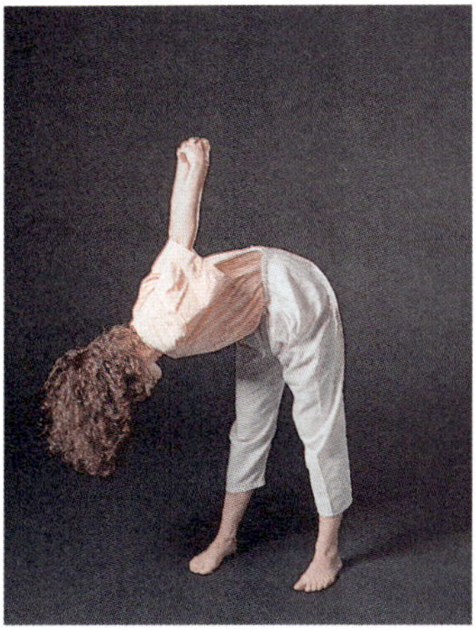
6

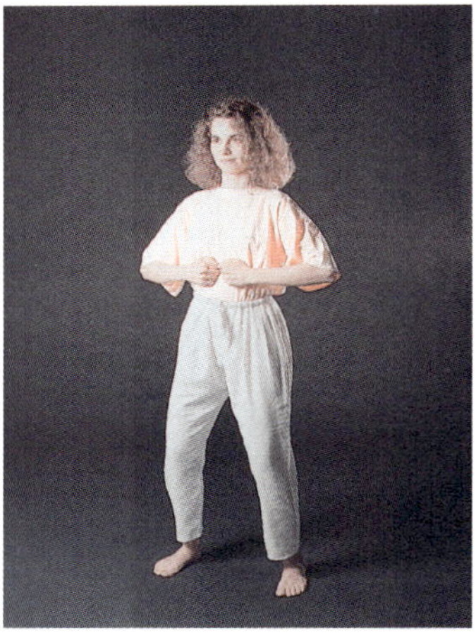
8

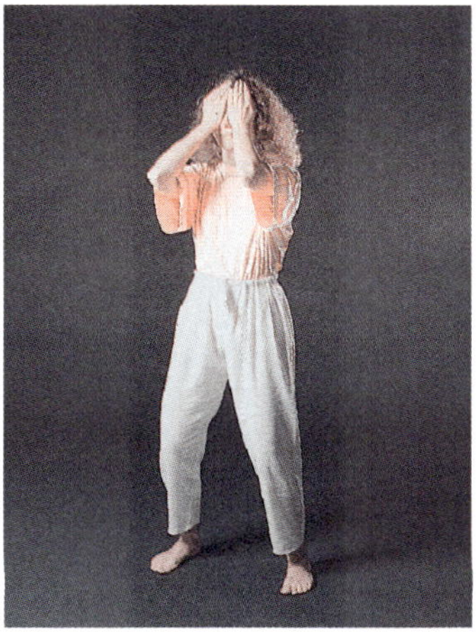
10